U0312205

怎么吃 不得病，
得了病 怎么吃

吃对每天3顿饭

王强虎◎编著

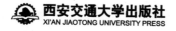

西安交通大学出版社
XI'AN JIAOTONG UNIVERSITY PRESS

图书在版编目（CIP）数据

怎么吃不得病，得了病怎么吃 / 王强虎编著. —西
安：西安交通大学出版社，2017.3
ISBN 978-7-5605-9503-0

Ⅰ.①怎… Ⅱ.①王… Ⅲ.①食物疗法—基本知识
Ⅳ.①R247.1

中国版本图书馆CIP数据核字（2017）第053757号

书　　名	怎么吃不得病，得了病怎么吃	
编　　著	王强虎	
责任编辑	赵文娟	

出版发行	西安交通大学出版社
	（西安市兴庆南路10号　邮政编码710049）
网　　址	http://www.xjtupress.com
电　　话	（029）82668805　82668502（医学分社）
	（029）82668315　（总编办）
传　　真	（029）82668280
印　　刷	廊坊市华北石油华星印务有限公司

开　　本	880mm×1280mm　1/32	印张　8.5	字数　168千字		
版次印次	2017年7月第1版　　2017年7月第1次印刷				
书　　号	ISBN 978-7-5605-9503-0				
定　　价	39.80元				

读者购书、书店添货、如发现印装质量问题，请通过以下方式联系、调换。

订购热线：（029）82665248　82665249
投稿热线：（029）82668805
读者信箱：medpress@126.com

前　言

　　追求健康也许是人类唯一没有时间与疆界藩篱的共同理想，无论是王侯将相还是布衣白丁，即使到了物质丰富、科技发达的现代社会，人类的寿命已经不断延长，人们仍然在追求更长的寿命和更健康的身体。

　　如今，人们不再有"锄禾日当午"的辛劳，却并不感到轻松，在处理不完的公事、没完没了的会议、应接不暇的应酬中，现代人拼命地从自己的身体矿藏中索取并透支资源，心理和生理的长期超负荷运行，导致了身体矿藏的可怕衰竭，以致于让衰老提前到来。

　　许多人刚刚步入中年，便出现了疲劳倦怠、腰酸腿痛、精力不济、反应迟钝等症状，有的甚至猝死。

　　身体并不是一座取之不尽、用之不竭的富矿。关注健康刻不容缓，补充生命原动力、延缓衰老迫在眉睫。世界卫生组织提出了两个口号：给生命以时间，给时间以生命。前者指的是延寿命，延缓衰老；而后者则指的是在延缓衰老的同时要追求生命质量，要活得更有意义。

　　为什么我们的物质生活水平提高了，可是疾病的威胁却加剧了呢？

这与我们快节奏的工作方式和生活方式有着必然的联系。健康不是一切，但失去了健康就失去了一切。一个再强大的人，疾病来临时，也会突然发现生命的脆弱。

纵观历史，许多豪杰不是被对手打败，而是因失去了健康而自灭。越来越多的人想拥有越来越多的金钱，越来越多的金钱使越来越多的人过早地接近死亡。健康的身体不可能用物质去换取，也不能用金钱买到。要做到"临利害之际而不失常态"，就必须具备健康的思维，有自我调节的自觉性。

研究和实践表明，注意饮食营养，吃好每天三顿饭，不仅能补充体内气血、阴阳的不足，还能增强机体的抗病能力，促进脏腑的功能活动，调节并改善人体阴阳平衡和新陈代谢，从而达到"有病治病，无病强身，抗衰、延年、益寿"的功效。

"授之以鱼，不如授之以渔"，本着有效、实用、便捷的原则，本书以方便普通家庭日常生活为主旨，通过传统中医药理论和现代营养学两个途径，结合饮食知识和营养学知识，对"怎样吃不得病，得了病怎样吃"这一问题，做了很好的诠释。愿您能够在轻松阅读中获得有关营养保健、营养食疗的知识和方法，从而更好地将疾病防治寓于日常饮食之中，做家人最好的医生和营养师！

王强虎

西安　暖冬

目录

上篇　吃什么，怎么吃，不得病

在西方，有句话说："You are what you eat（你吃进去什么，你就是什么）"；在东方，我们的老祖先说"药补不如食补"，足以见得食物跟健康的关连性有多大。是的，每天吃进嘴巴里的食物，可以让你变得健康，也可能害得你惹"病"上身。现在就一起来看看，应该吃什么，怎么吃，餐餐聪明吃！

下篇　得了病，吃什么，怎么吃

> 　　快节奏生活、食品安全隐患、各种辐射……在这样一个年代，更需要高度的自制力去维持良好的饮食习惯。思维决定了一个人能走多远，而饮食决定了一个人能跑多快。人们往往愿意花费大量的时间和精力去发展事业，在40岁之前拿命换钱，而等到40岁之后，百病丛生，又急着拿钱换命，却忽略了健康的源泉——吃。

第6章　生病的原因往往是"病从口入" ／137

上篇

吃什么，怎么吃，不得病

在西方，有句话说"You are what you eat.（你吃进去什么，你就是什么）"；在东方，我们的老祖先说"药补不如食补"，足以见得食物跟健康的关连性有多大。是的，每天放进嘴巴里的食物，可以让你变得健康，也可能害得你惹"病"上身。现在就一起来看看，应该吃什么，怎么吃，餐餐聪明吃！

五谷杂粮的好处超乎你的想象

"五谷"在我国历史上的说法并不一致，它现已泛指各种主食杂粮，一般统称为粮食作物，或者称为"五谷杂粮"，包括谷类（如水稻、小麦、玉米等），豆类（如大豆、蚕豆、豌豆、红豆等），薯类（如红薯、马铃薯）以及其他杂粮。

《黄帝内经太素》记载："空腹食之为食物，患者食之为药物"，五谷杂粮既是饱腹之饮食，也是调理之药物。

主食为你提供超八成能量

人们最常食用的主食包括大米、面粉、玉米、小米、高粱、荞麦等，这些食物都含有人体所必需的营养成分。人体将近八成的热能、一半左右的蛋白质及相当比重的B族维生素和无机盐都来自这些谷类食物。

谷类食物中碳水化合物含量最高，是人体热能的主要来源。碳水化合物供给维持生命所必需的动力，如果膳食里缺乏热量，成年人就会逐渐消瘦下来，无法从事劳动、学习；儿童就不能正常发育。谷类食物中碳水化合物含量平均达2/3左右，其中大米和面粉中含量较其他谷类高，可达3/4，其利用率也比较高，达90%以上。当然，如果吃得过多，也会使人发胖或引起肥胖症。所以人们要根据自己身体的需要来摄取，保持人体最正常的状态。

谷类的蛋白质含量很高。蛋白质是组成动物和植物细胞的一种很重要的物质。一般来说，动物性蛋白质对人体的益处比植物性蛋白质要多些。蛋白质最主要的功用是作为原料供给人体增生新细胞和修补破损的细胞，同时供给热量。因此，它是儿童、孕妇、哺乳期妇女和病人最主要的养分。谷类的蛋白质含量在10%左右，其中燕麦含量较高，可达50%，而稻米和玉米含量较低，大约8%。谷类物质外层的蛋白质含量比里层要高，因此，精制的大米和面粉因过多地除去了外皮，蛋白质的含量较粗制的米和面低。

谷类食物中含有相当比重的B族维生素，其中维生素B_1、维生素B_2和烟酸较多。研究表明，每千克小麦面粉中含维生素B_1 4.6毫克、维生素B_2 0.6毫克。在小米和黄玉米中，还含有少量的胡萝卜素和维生素E。维生素B_1能够预防脚气病，维持心脏的正常功能，促进乳汁的分泌和增进食欲等。维生素B_2则能够促进儿童生长发育，如果缺乏会引起嘴角发炎，舌头和眼球发炎，眼睛怕强光。

因此，淘米时应尽量少搓洗，否则，可使维生素B_1损失将近一半，维生素B_2和烟酸损失$1/4$左右。浸泡时间越长，淘米次数越多，维生素损失也就越多。应当尽量多吃没有加工过的大米和面粉，以便摄取更多的营养成分。

谷类食物对胃还有很好的保健作用。谷类中的大麦及小麦中含有维生素A、维生素B族、维生素E和淀粉酶、麦芽糖、转化糖酶、卵磷脂、蛋白质分解酶、脂肪和矿物质等成分。

全谷物，你吃的量够吗

五谷含的营养成分主要是碳水化合物，其次是植物蛋白质，脂肪含量不高。古人把豆类作为五谷是符合现代营养学观点的，因为谷类蛋白质缺乏赖氨酸，豆类蛋白质缺少蛋氨酸，谷类、豆类一起食用，能起到蛋白质相互补益的作用。

五谷在《黄帝内经》中，即为"稻、稷、豆、麦、黍"，但现代对于五谷杂粮的定义更为广泛，将除精制米、面外的所有粮食都称之为杂粮，而精制米、面又为五谷之首。

我们常吃的精面粉和用精面粉做成的食物（如包子、馒头、饺子、白面包），以及大米（精加工）等，在加工的过程中去掉了富含粗纤维的麸皮和营养丰富的胚芽。其实，粮食的维生素和其他营养物质多含在表皮和胚芽中，经过加工，其营养物质就有一定程度的损失，而且加工越精细，营养物质的损失越大。每千克糙米含有维生素B_1 4.2毫克，加工1次，下降到1.7毫克；加工2次，下降到1.2毫克；加工3次，就只有0.8毫克了。钙、氨基酸是组成蛋白质的主要成分，然而加工后的大米、面粉中氨基酸的含量极少，而未加工的米、麦和其他玉米、红薯中氨基酸含量就高得多。因此，日常膳食中应该保证一定量的全谷类食物，如全麦面包、糙米、天然麦片等。

推荐每天至少食用3份全谷类食品。早晨可食燕麦片、小麦片、全面片、葡萄干或全麦面包等谷类食品；午餐可食全麦切片三明治、全麦卷或玉米粉圆饼，也可试试糙米或加蔬菜的全麦面团；晚餐时用糙米、碎小麦或大麦代替白米。

我们把全谷类成分占总重量达51%以上的食品定义为全谷类食品，购买食物时应该选择成分标签上注明是全谷类的食物，标有"100%全谷类"的食物是最好的，如果食品符合要求，标签上会写着"食用富含全谷类的食品，可帮助减少心脏病和癌症的发病率"。为确保买到真正的全谷类食品，在成分列表中找"全"或"全谷类"的字样，不要被"小麦粉"、"未加工的小麦粉"和"高级麦粉"等字眼迷惑。同样"强化的"、"精制小麦"、"麦片"和"有机食物"这些字眼均不能保证其是全谷类。

另外，我们都熟悉小麦、燕麦、玉米、糙米，但对几种加入面粉、面包、早餐中或替代白米与马铃薯的谷类食物却知之甚少，此类物质有苋菜、碎荞麦、干小麦（全麦）、大麦（去皮的）、亚麻仁（压碎的）、粟、藜、黑麦、斯佩尔特小麦、杂交麦或小麦胚乳等。需要指出的是，酒类虽然主要是谷物（或者果子）酿造的，但是因为它经过了发酵的过程，所含营养及热量已经有所改变，不属于谷物的范畴。

膨化食品如米饼、虾片、锅巴、小馒头等，在加工过程中，营养物质大量流失，有些食品加入大量的糖或油脂（如锅巴等油炸型膨化食品），导致热量增加的同时并没有增加有益营养，所以不是推荐的谷物食品。

南米北面，混吃最健康

在我国南方的一些地区，人们以稻米为主，很少吃面；而在北方，人们以面食为主，很少吃米。但是现在专家们开始极力提倡人们把米和面粉混合起来吃，这是为什么呢？

研究认为，人体衰老的过程是细胞耗氧时代谢出的"自由基"与它们遇到的分子发生生物反应，极大地破坏了细胞组织，从而导致了人体衰老。研究还发现，一些致癌物质也是通过"自由基"让人得上癌症的，肿瘤患者的"自由基"损伤物要比正常人的含量高出2~4倍。医务人员曾为这些患者做"抗自由基"治疗，使患者的症状得到了改善。

另外，在亚洲，壮年男性在夜间突然死去的综合征发病率较其他地方要高得多。医学研究表明，发生这一病症的原因是他们单独食用稻米而缺乏维生素B_1。研究人员认为，当人体内维生素B_1不足时，脱羧酶活性将会下降，糖代谢发生障碍，丙酮酸不能进入柠檬酸循环，从而贮留在人体内，引起中毒及神经系统、消化系统的变性等症状，导致心脏衰竭。由于面粉中含有较多的抗"自由基"微量元素，而稻米中含有较多的维生素B_1。所以如果米面混吃，维生素B_1和面粉中抗自由基的微量元素的摄入量就会增加，共同吸收则可减少肿瘤的发生，或补充维生素B_1，就可减少死亡。所以，米面混吃是减缓衰老、实现长寿的方法之一。

小麦营养及宜忌

	营养价值	保健功效	饮食宜忌
小麦	富含蛋白质、脂肪和糖类，其所含钾、钙、镁、铁、锰等矿物质都比大米高，硒的含量比大米高15倍，还含有B族维生素等； 所含碳水化合物约占75%，蛋白质约占10%，是补充热量和植物蛋白的重要来源； 小麦胚芽里所含的食物纤维和维生素E非常丰富	《本草再新》把小麦的功能归纳为四种：养心，益肾，活血，健脾； 《医林纂要》中概括了小麦的四大用途：除烦，止血，利尿，润燥。 现代医学发现，进食全麦可降低血液循环中的雌激素的含量，从而起到防治乳腺癌的功效。同时，小麦粉（面粉）还具有很好的嫩肤、除皱、祛斑等功效	宜：因心血不足而致的失眠多梦、心悸不安、多呵欠、喜悲伤者宜食用；患有脚气病及末梢神经炎者亦宜食，食用时均以全麦食品为佳。 忌：小麦人人皆可食，唯糖尿病患者不宜食精面粉，可吃含麦麸较多的粗面粉或全麦食品

续表

	营养价值	保健功效	饮食宜忌
大米	富含淀粉、蛋白质、脂肪、维生素B、烟酸、维生素C及钙、磷、铁等营养成分，可以提供人体所需的营养、热量； 大米中的蛋白质主要是米精蛋白，氨基酸的种类比较完全，人体容易消化吸收，但赖氨酸含量较少，而糙米中的无机盐、膳食纤维、维生素E、B族维生素（尤其是维生素B₁）含量都比精米高	中医认为，大米性味甘平，具有健脾养胃、补血益气、益精强志、补五脏、通血脉、聪耳明目、止烦、止渴、止泻的良好功效； 米饭，尤其是糙米饭，可以预防脚气病和皮肤粗糙症； 米粥和米汤能生津止渴，补脾益胃，又可增液填精，人人皆可食，尤其适宜老人、小孩、产妇、病人及身体虚弱者食用	宜：大米是常人皆可食用的食物，病后脾胃虚弱或有烦热口渴的患者更适宜喝米粥。奶水不足时，妈妈也可用米汤来辅助喂养婴儿； 忌：糖尿病患者不宜多喝大米粥，因为大米粥消化吸收得快，血糖也会随之升高。炒米饭香燥，内热盛者不宜食

脾胃虚弱，吃点小米补一补

中医认为小米有和胃温中的作用，小米味甘咸，有清热解渴、健胃除湿、和胃安眠等功效，内热者及脾胃虚弱者更适合食用它。有的人胃口不好，吃了小米后能开胃又能养胃，具有健胃消食，防止反胃、呕吐的功效。

在所有健胃食品中，小米是最绿色也最没有副作用的，它营养价值高，每100克小米中含蛋白质9.7克，比大米含量高，含脂肪1.7克，碳水化合物76.1克，也不低于稻、麦。一般粮食中不含有胡萝卜素，而小米每100克中胡萝卜素含量达0.12毫克，维生素B_1的含量更是位居所有粮食之首。由于小米不需精制，它保存了许多的维生素和无机盐。除了丰富的铁质外，小米还含有蛋白质、B族维生素、钙、钾、纤维等。因为小米性质是碱性的，所以烹煮时，不需要加太多的盐或干脆不用盐煮。而且，小米易被人体消化吸收，故被营养专家称为"保健米"。对于老年、体弱多病者和产妇来说，小米是最理想的滋补品。

我国北方许多妇女在生育后，用小米加红糖来调养身体。小米熬粥营养价值丰富，有"代参汤"之美称。小米之所以受到产妇的青睐，皆因同等重量的小米中含铁量比大米高一倍，所以对于产妇滋阴养血大有功效，可以使产妇虚寒的体质得到调养。

小米粥是健康食品，可单独煮熬，亦可添加大枣、红豆、红薯、莲子、百合等，熬成风味各异的营养粥。对脾胃虚弱或者在夏季经常腹泻的人来说，小米有很好的补益作用。小米与山药熬粥，可强健脾胃；加莲子同熬，可温中止泻。食欲不振者可将小米加糯米与猪肚同煮而食，方法是将小米和糯米浸泡半小时，装到猪肚内，炖熟后吃肉喝汤，内装的小米和糯米取出晾干，分次食用。小米磨成粉，可制糕点，美味可口。但注意淘米时不要用手搓，忌长时间浸泡或用热水淘米，容易导致小米中的营养素流失。

美中不足的是，小米的蛋白质营养价值没有大米高，因此不论是产妇，还是老弱人群，都不能完全以小米为主食，应合理搭配，避免缺乏其他营养。

推荐食谱

1. 小米红糖粥

原料：小米45克，红糖适量。

制法：煮粥如常法，粥将成时加入红糖即可。

功效：开肠胃，补虚损，益丹田，可用于气血亏损、体质虚弱、胃纳欠佳者进补，适于产妇乳少及产后虚损而引起的乏力倦怠、饮食不香，可作早餐食用。冬、春季更适于产妇食用。

2. 小米面茶

原料：小米面1000克，麻酱250克，芝麻仁10克，香油、精盐、碱面、姜粉各适量。

制法：

（1）将芝麻仁去杂，用水冲洗净，沥干水分，入锅炒焦黄色，擀碎，加入精盐拌和在一起。

（2）锅置火上，放入适量清水、姜粉，烧开后将小米面和成稀糊倒入锅内，放入一点碱面，略加搅拌，开锅后盛入碗内。

（3）将麻酱和香油调匀，用小勺淋入碗内，再撒入芝麻盐，即可食用。

功效：清热和中，利尿通淋，润肠通便，补肺益气，助脾长肌，滋补肝肾，益阴润燥，养血补血，填髓脑，尤其在冬季适于产妇临产前食之，能补中益气、增加营养、助顺产。

经期多食米面可调节情绪

女性朋友中的大部分都会在月经来潮前的一周左右，出现一定程度上的情绪反常，这种反常在医学上被称为是"经前期综合征"。根据美国最近的一项调查研究发现，如果在月经前可以额外地多摄入一些热量，并且保证这些热量是来自于薯类、谷类以及全麦类等含有丰富碳水化合物的食物的话，便能够明显减轻抑郁的症状。

美国医学专家钱德拉指出，差不多有75%的女性都是"经前期综合征"的患者，症状包括明显的心情抑郁、焦虑、紧张、情感脆弱、易被激怒、乏力、贪食和胸痛、头痛等。出现这些问题最直接的原因是体内有一种叫血清素的物质浓度降低了。血清素是一种负责神经传导的脑部化学物质，它会把大脑内各种各样的讯息传达到神经细胞。一旦它在体内浓度不够的话，人就会变得焦虑或者是忧愁起来。

经过研究发现，碳水化合物之所以可以起到镇静和安慰神经的作用，是因为它能够将血清素的水平提高。一般来说，人体内摄入50克左右的碳水化合物便能够见到这种效果。薯类和谷类以及全麦类食品，如用大米、面粉和小米做成的各种主食，以及红薯和土豆等食物当中都含有非常丰富的碳水化合物，因此，这些食物也成为了非常典型的抗抑郁食物。除此之外，碳水化合物当中所含有的葡萄糖是大脑在工作时的重要能量来源，多食用这些食物可以减少女性在经期的疲惫感。女性在经期每天所摄入的碳水化合物应该占摄入总能量的55%～65%，这样才是一个比较合适的比例。碳水化合物摄入不足的话，便会影响到其他营养素的吸收，进而降低身体的免疫能力。

通过多补充碳水化合物的方式能够缓解妇女经期不良情绪，调节妇女体质，和顺气血，从而有利于提高女性的性趣。

补钙补血，豆类食物营养多

豆类可分为大豆和其他豆类，其所含营养成分不同。大豆还分为黄豆、青豆、黑豆、褐豆和双色豆五种，其蛋白质的含量较高，脂肪中等，碳水化合物相对较少。其他豆类包括蚕豆、豌豆、绿豆和红豆等多种，其碳水化合物的含量较高，蛋白质中等，脂肪较少。豆制品的种类繁多，有豆腐、豆浆、干张、腐竹和豆芽菜等。

豆类含有丰富的钙、磷、铁等矿物质。矿物质也叫无机盐，这些物质在身体内的含量虽然不多，却是构成肌肉、骨骼、血液等的主要成分。人体如果缺钙，就会发生很多病症，尤其是幼儿、孕妇不可缺钙。幼儿缺钙会使发育迟缓，以致形成佝偻病；孕妇缺钙，容易得骨质软化症、抽筋和胎儿发育不良，出现畸形。铁是构成红血球的主要成分，人缺少铁就会发生贫血和并发其他疾病。此外，豆类还含有脂肪、碳水化合物等营养成分。

豆类中的蛋白质含量以大豆为最高，一般为40%左右，其中黑大豆可达50%以上。1000克黄豆的蛋白质含量相当于两倍重量的瘦猪肉、两倍半重量的鸡蛋或六倍重量的牛奶。其他豆类的蛋白质含量大约有三成，也比谷类要高。脂肪含量也很高，其中以黄豆和黑豆最高，因此常作为食物油脂的原料。绿豆、红豆、豌豆中碳水化合物的含量很高，可达50%以上，大豆含量为25%以上。豆类蛋白质不仅含量高，而且质量好。豆类蛋白质的氨基酸组成，接近人体的需要，其组成比例类似动物蛋白质，易被人体吸收利用。

豆类经过加工制成各种豆制品，或者经过不同方式的烹调，使大豆的蛋白质的消化率受到显著影响。整粒熟大豆的蛋白质消化率仅67%，但加工成豆浆后就可以增加到80%以上，而加工成豆腐更是高达95%左右。大豆在加工成豆腐时由于使用盐卤，还增加了钙、镁等无机盐的含量。豆类几乎不含维生素，但经过发芽后，其维生素含量就会明显增加。

🐷 豆制食品忌过量

有人觉得吃豆制品好处多，便大量食用。岂料豆制品中丰富的蛋氨酸，很容易转化为同型半胱氨酸，这样就更便于胆固醇沉积于动脉壁，成为冠心病、动脉硬化等的"温床"，所以吃豆制品要适量。

美国一营养学家通过严格的实验分析指出，过多食用豆制品对人体有害。因为大豆中的蛋白破坏了人体对铁质的吸收。他的实验表明，当人体内的大豆蛋白超过了"界线"，就会使正常铁质吸收量降低九成，从而导致缺铁性贫血，出现程度不等的困乏、嗜睡等贫血症状。

当然，一般正常地食用豆制品是有利而无害的。

豆类是水肿型肥胖者的救星

豆类的营养价值非常高，我国传统饮食讲究"五谷宜为养，失豆则不良"，意思是说五谷是有营养的，但没有豆子就会失去平衡。

现代营养学也证明，每天坚持食用豆类食品，只要两周的时间，人体就可以减少脂肪含量，增加免疫力，降低患病的几率。因此，很多营养学家都呼吁，用豆类食品代替一定量的动物性食品，是解决因营养过剩而引起的痰湿体质以及水肿型肥胖的最好方法。

豆子的种类非常多，每种所含的营养成分和营养价值都各不相同。

1. 大豆：抗癌、降血脂

大豆含有丰富的植物固醇，植物固醇进入人体后，在肠道与胆固醇竞争，可较多地被吸收，从而降低了人体对胆固醇的吸收。这样，不仅可以抑制结肠癌的发生，还能防治冠心病。

另外，当人体内的胆固醇过多时，会沉积在血管壁上，使血管变硬，管腔变窄，甚至发生血管破裂或栓塞，导致中风。大豆中的磷脂可使胆固醇软化，生成胆固醇酯。胆固醇酯不会沉积在血管壁上，从而起到降血脂作用。

由大豆制成的豆浆是牛奶的最好替代品。有些人喝了牛奶会出现腹胀、肠鸣和腹泻等症状，这是因为牛奶中含有乳糖，而这些人体内缺乏分解乳糖的乳糖酶，因此出现"乳糖不耐受"现象。而豆浆不含乳糖，且大豆中有40％的优质蛋白质及18％的脂肪（其中以有益人体健康的不饱和脂肪酸为主），还含有多种矿物质和维生素。所以说，不习惯喝牛奶的人可以用豆浆来代替。

2. 豇豆：健脾和胃

豇豆也就是我们所说的长豆角。它除了有健脾和胃的作用外，最重要的是能够补肾。李时珍曾称赞它能够"理中益气，补肾健胃，和五脏，调营卫，生精髓"。所谓"营卫"，就是中医所说的营卫二气，调整好了，可充分保证人的睡眠质量。此外，多吃豇豆还能治疗呕吐、打嗝等不适。小孩食积、气胀的时候，用生豇豆适量，细嚼后咽下，可以起到一定的缓解作用。

3. 蚕豆：健脾利湿

蚕豆，又叫胡豆，蚕豆性味甘平，特别适合脾虚腹泻者食用。蚕豆还可以作为低热量食物，对肥胖以及患高血脂、高血压和心血管系统疾病的人，是一种良好的食品。但蚕豆不可生吃，也不可多吃，以防腹胀。

4. 芸豆：利于减肥

芸豆又叫菜豆，味甘平、性温，有温中下气、利肠胃、止呃逆、益肾补元气等功效。

芸豆是一种难得的高钾、高镁、低钠食品，尤其适合心脏病、动脉硬化、高血脂、低血钾症和忌盐患者食用。吃芸豆对皮肤、头发大有好处，可以提高肌肤的新陈代谢，促进机体排毒，令肌肤常葆青春。想减肥者多吃芸豆一定会达到轻身的目的。但芸豆必须煮熟、煮透，否则会引起中毒。

5. 豌豆：通乳润肤

中医认为，豌豆性味甘平，有补中益气、利小便的功效，是脱肛、慢性腹泻、子宫脱垂等中气不足患者的食疗佳品。中医典籍《日用本草》中有豌豆"煮食下乳汁"的记载，因此，哺乳期女性多吃点豌豆可增加奶量。此外，豌豆含有丰富的胡萝卜素，食用后可在体内转化为维生素A，有润肤的作用，皮肤干燥者应该多吃。但豌豆吃多了容易腹胀，消化不良者不宜大量食用。

日常生活中，只要每餐都吃些豆类食物，食足两周，人体便可增加纤维素的吸收，减少体内脂肪，增强身体免疫力，降低患病的几率。

豆浆，你喝对了吗

豆浆和牛奶相比，牛奶里含的是乳糖，对乳糖吸收量最大的是白种人，亚洲黄种人中有70%不吸收乳糖，中国人是黄种人，几乎百分之百能吸收豆浆里的果糖！

当女人到了一定年龄（一般是49岁左右），子宫不再需要为怀孕做准备，这时雌激素和黄体酮的数量就会开始下降，从此患病的风险（如骨质疏松症、乳腺癌或心脏病）开始增加，一系列虚弱症状也会出现，如潮热、疲劳、头痛、易怒、失眠、抑郁、月经不规律、性欲下降等。

多项研究结果证明，大豆中大量存在一种类似雌激素的植物提取物——异黄酮，它们可以使潮热的发生率和严重程度减半，植物雌激素还可以预防癌症，而我们的传统饮食中就含有丰富的植物雌激素（如中国独有美食——豆腐），这可能就是为什么很久以前，中国几乎没有人患乳腺癌、前列腺癌的原因。

因此，专家们建议更年期妇女日常饮食中应摄入雌激素食品（含异黄酮和硼等食物）来缓解不适症状。据统计，每天摄入30~50毫克从植物中来的异黄酮（如豆腐和豆奶），加上富含硼的食物，如苹果、甜豆荚和葡萄，就可以防止雌激素水平降低。

同时，豆浆中含有丰富的镁、钙等微量元素，它们可以降低血脂，改善脑血流，防止脑梗死、脑出血的发生。豆浆中还含有一种叫卵磷脂的物质，它可以减缓、减少脑细胞死亡，有助于提高脑功能。

大多数流行病学的研究还证实了食用大豆及豆腐等豆制品可以减少乳腺癌的发生率，这对男性也同样有效。1998年，美国一项包括1.2万名男性的研究表明，经常喝豆浆（一天超过一次）可以降低70%的前列腺患癌风险。

另外，喝豆浆时一定要注意以下几点。

（1）糖会破坏豆浆的营养成分，因此，喝豆浆时不要加糖。

（2）豆浆不要和鸡蛋一起吃。人要消化鸡蛋需要胰蛋白酶的帮忙，豆浆中含有胰蛋白酶抑制剂，会抑制和降低肠道中的胰蛋白酶活性，影响鸡蛋的消化和吸收，降低其营养价值。

（3）无论豆浆和什么食物搭配，豆浆都一定要煮熟煮透，否则会影响蛋白质的消化吸收，有时候没有煮熟的豆浆还会引起中毒，出现恶心、呕吐、腹痛、腹胀和腹泻等胃肠症状。

（4）喝豆浆最好不要空腹喝，豆浆的碳水化合物含量较低，不能为人体补充足够的热量。人体热量不足，豆浆中的蛋白质会转为热量消耗掉，起不到补益的作用。因此，喝豆浆的时候最好能与馒头、包子、面包一起吃。

（5）喝不完的豆浆最好放在冰箱里保存，不要将豆浆放在保温瓶保存。因为保温瓶内部环境温湿容易滋生细菌，而且豆浆里的皂毒素会溶解瓶内的水垢，豆浆很容易被污染，喝了这样的豆浆会危害人体健康。

（6）经常喝豆浆的人要特别注意，豆浆中含有抑制剂、皂角素和外源凝集素，长期食用会影响锌的摄入，所以常喝豆浆的人要补充一些锌。

（7）豆浆能防病，但一些患者要谨慎喝豆浆：痛风病患者最好少喝豆浆，痛风是由于嘌呤代谢障碍而导致的疾病，而豆浆中嘌呤含量很高，可能会影响病情；消化不良、呃逆和肠胃功能不好的人要少喝豆浆，豆浆会刺激胃酸分泌过多加重病情，而且它在酶的作用下能产气，容易引起胃肠胀气，让患者更加不适；手术后不要饮用豆浆，因为患者身体抵抗力很弱，并且肠胃功能在恢复期，喝豆浆容易恶心、腹泻。

豆浆虽然营养丰富、好处多多，但前提是，你喝对了豆浆！

米饭是豆类食品的最佳搭档，喝豆浆的时候，吃点米类食物，这种饮食组合能达到氨基酸的最佳互补平衡——大豆中所缺少的氨基酸由大米来补充，而大米中欠缺的氨基酸大豆可以补充。

因此，豆子+米饭=氨基酸的最佳平衡。

🐑 泡豆VS不泡豆

现在很多家庭都有豆浆机，方便自己在家制作豆浆，但是泡豆和不泡豆成为困扰大家的一个问题。泡豆和不泡豆相比，泡豆子之后，豆浆的产率会提高一些，豆渣会少一些。泡豆子有利于组织破碎，豆浆可以打得更细一些，口感更好。其实，泡豆和不泡豆做出来的豆浆营养含量没有明显的差异。如果要泡豆子，最好在室温20℃~25℃下浸泡12小时，这样可以让大豆充分吸水，不需要再延长泡豆时间。

粗粮是心脏的"守护神"

近些年来，迫于健康所需，人们渐渐认识到粗粮对人体的重要性，老百姓开始知道，生活好了，可是也不能总吃细粮。

经过精加工的食物，不仅丢失了皮中的营养，而且丧失了胚芽中的营养。要知道胚芽是生命的起点，它的功效是可以直接进入人体的心血管系统，对人的心脏有非常好的保健作用。

而且，粗粮中含有大量的纤维素，纤维素本身会对大肠产生机械性刺激，促进肠蠕动，使大便变软畅通，这对于预防肠癌和由于血脂过高而导致的心脑血管疾病是十分有利的。

因此，人们要保护好心脏，平时一定要多吃粗制的食物，特别是心脏不好的人，在选购粮食时，一定要记得多给自己的心脏选点粗制的粮食，尽量买胚芽没有被加工掉的粮食。比如：全麦、燕麦、糙米等，这些食物都是心脏的"守护神"。

不过，虽然粗粮好处多多，但营养专家指出，吃粗粮还要懂得因年龄段而异。

1. 60岁以上年龄段的人

60岁以上年龄段的人容易得癌症、心脏病和中风。而燕麦等粗粮富含的纤维素会与体内的重金属和食物中的有害代谢物结合使其排出体外。所以这个年龄段的朋友，应食用含纤维素较多的燕麦、黄豆、绿豆等。

2. 45岁至60岁年龄段的人

45岁至60岁年龄段的人，可以通过有目的地食用粗粮调理和补充营养。生活中，这些朋友可以常吃一些燕麦等。如妇女到了绝经时，可多食豆类产品，这能把骨损耗减轻到最低程度。

3. 35岁至45岁年龄段的人

35岁至45岁这个年龄段，新陈代谢率开始放慢，应少食高甜度的食物，多食用各种干果、粗杂粮、大豆、新鲜水果等。

4. 25岁至35岁年龄段的人

25岁至35岁这段年龄的人，久食多食粗粮就会影响人体机能对蛋白质、无机盐和某些微量元素的吸收，甚至影响到生殖能力。如长期过多进食高纤维食物，会使人的蛋白质补充受阻，脂肪摄入量大减，微量元素缺乏，以至造成骨骼、心脏、血液等脏器功能的损害，降低人体的免疫能力。所以这个年龄段的人，每周吃粗粮天数不要超过三天，或者喝一些粗粮制作的饮料也比较合适。

另外，如果你不是很喜欢吃粗粮，那么可以选择粗细搭配的食物，比如表面撒了一层麦麸的面包。

什么时候喝粥汤最好

有人喜欢饭后喝汤，并美其名曰"灌缝"；有人习惯饭前喝汤，称之为"垫底"。从健康角度考虑，一前一后，大有讲究。

中国人的用餐习惯一般是先吃主食，然后喝些菜汤；西方人的用餐习惯是先喝点汤，再吃主食。在西方国家就餐，餐桌上最先上的是汤，其道理就在这里。

两种不同的用餐习惯，究竟哪一种更科学更合理呢？

健康谚语"饭前喝汤，胜过药方"，是有科学道理的。这是因为从人的口腔、咽喉、食道到胃，就像一条长长的管道，是食物必经之路，在吃饭之前，如果先喝几口汤，就好像给这条必经之道加了点"润滑剂"，食物就能顺利下咽，防止干硬的食物刺激消化道黏膜。

在吃饭时，不时喝点汤水也是有益的，可以稀释和搅拌食物，从而有助于胃肠对食物的消化、吸收。如果饭前不喝汤，饭时也不进点汤水，在饭后就会因胃液大量分泌使体液丧失过多而口渴。感到口渴才喝水，就会冲淡胃液，影响食物的消化、吸收。

研究发现，养成饭前或吃饭时不断喝点汤水的习惯，可以有效地减少食道炎、胃炎等疾病的发生。资料表明，常喝各种汤、牛奶、豆浆的人，消化道也最容易保持健康状态。

"饭前喝汤，苗条健康"，其道理就在这里。饭前喝汤，汤流到胃里去了，通过迷走神经反射到脑干的食欲中枢，食欲中枢神经的兴奋就会下降，饭量可以减少1／3。如果没有汤，拨点菜用开水冲一冲，先喝掉，食欲也会下降。喝汤之后，吃饭的速度就会降下来，细嚼慢咽，就能少吃不少东西。

饭后喝汤，越喝越胖。因为吃饱饭再喝汤，胃被撑得很大，加上汤里有很多脂肪，热量高，所以饭后喝汤就会越喝越胖。

喝汤对人体有很多好处，现代饮食似乎进入了一个"汤补"的阶段。但是，汤喝得不对"路"，也会导致各种疾病的发生。

1. 不要喝60℃以上的汤

喝温度太高的汤，存百害而无一利。人的口腔、食道、胃黏膜最高能忍受60℃的食品，超过此温度，会烫伤黏膜。虽然人体在喝汤烫伤后有自行修复的功能，但反复损伤极易导致上消化道黏膜恶变，甚至诱发食道癌。

因此，喝60℃以下的汤更为适宜。

2. 汤不能与饭混在一起吃

很多人喜欢用汤泡饭一起吃，这种习惯非常不好。在吃饭咀嚼的时候，口腔会分泌大量的唾液，润滑食物，同时唾液有帮助肠胃消化食物的功能。如果长期泡汤吃饭，日久天长，会减退人体的消化功能，导致胃病。

因此，汤不能与饭混在一起吃。

第2章

蔬菜瓜果，吃对了才健康

新鲜蔬果中含有丰富的抗氧化物，例如维生素A、维生素C、维生素E、β-胡萝卜素，以及这几年来非常热门的"植化素"，包括花青素、生物类黄酮素、茄红素、叶黄素等。这些强大的抗氧化物能帮忙扫除体内累积过多的自由基，保护细胞组织免于受到伤害，起到延缓衰老、促进健康的作用。

不同类别的蔬菜，营养不同

蔬菜是人的膳食维生素和无机盐的主要来源。由于蔬菜中还含有纤维素、果胶和有机酸等，能刺激胃肠蠕动和消化液分泌，对促进人们的食欲和帮助消化起着很大作用。

蔬菜按其结构及可食部分不同，可分为叶菜类、根茎类、瓜茄类和鲜豆类，其所含营养成分各有不同。

（1）根茎类，包括萝卜、马铃薯、藕、甘薯、山药、芋头、葱、蒜和竹笋等。马铃薯、山药、芋头、藕和甘薯中含淀粉较高，约15%～30%。每100克胡萝卜中胡萝卜素含量可达62毫克。胡萝卜素到人体内可转变为维生素A。维生素A主要用于预防干眼病和夜盲症，并能提高机体对疾病的抵抗力。

（2）叶菜类，包括白菜、菠菜、油菜、卷心菜、苋菜、韭菜、芹菜及蒿菜等。叶菜类主要提供胡萝卜素、维生素C等营养成分。其中油菜、苋菜、雪里红、荠菜和菠菜富含胡萝卜素及维生素C，无机盐含量也较多，尤其是铁，不仅量多，而且吸收率也较高，因此是贫血患者、孕妇和乳母的重要食品。一般情况下，维生素在各种绿叶蔬菜中含量最为丰富。在绿叶菜中，除维生素C外，其他维生素含量均是叶部比根茎部高，嫩叶比枯叶高，深色叶比浅色叶高。所以，在选择蔬菜时，应注意选购新鲜、色泽深的蔬菜。

（3）鲜豆类，包括毛豆、豌豆、蚕豆、扁豆、豇豆和四季豆等。其蛋白质、碳水化合物、维生素和无机盐的含量均较其他蔬菜高。有些地区毛豆中的蛋白质含量可达20%以上，并含有丰富的维生素C和胡萝卜素。鲜豆中的铁易被消化吸收，蛋白质的质量也较好，所以是一种营养素丰富的蔬菜。

（4）瓜茄类，包括冬瓜、南瓜、西葫芦、丝瓜、黄瓜、茄子、西红柿和辣椒等。瓜茄类的营养素含量均较低。但辣椒中富含维生素C和胡萝卜素。每100克辣椒中含维生素C 185毫克，是一般蔬菜的几倍。西红柿、西瓜、南瓜等含胡萝卜素和维生素C也较多。如果每人每天吃2～3个西红柿，就可以满足一天对维生素C的需求。

蔬菜虽含有丰富的维生素和无机盐，但烹调加工不合理，可造成营养的大量损失。B族维生素和无机盐易溶于水，所以蔬菜宜先洗后切，减少蔬菜与水和空气的接触面积，避免损失营养素。洗好后的蔬菜，放置时间不宜过长，以避免维生素氧化被破坏，尤其是要避免将切碎的蔬菜长时间地浸泡在水中。烹调时，要尽可能做到急火快炒。为了减少营养损失，烹调时，加入少量淀粉，可以保护维生素C不被破坏。有些蔬菜如菠菜等，为减少草酸对钙吸收的影响，在烹调时，可先将蔬菜放在开水中焯一下后捞出，使其中的草酸大部分溶留在水中。

蔬菜鲜嫩，富含水分，具有生命活力，因此应尽量选择新鲜蔬菜食用。要特别注意防止吃腐烂的蔬菜，尤其是烂白菜绝对不能吃。因为白菜中含有大量的硝酸盐，腐烂后经细菌作用，可转变成亚硝酸盐，而亚硝酸盐是致癌物质。

🧠 蔬菜和水果可以相互替代吗？

营养专家研究发现，蔬菜的营养与水果相比，除鲜枣、山楂、猕猴桃、柑桔等含维生素C特别多的水果以外，很多水果中维生素和矿物质的含量不如蔬菜，尤其不如绿叶蔬菜。但水果含有的葡萄糖、果糖、柠檬酸、苹果酸、果胶等物质又比蔬菜丰富。近年来，我们发现猕猴桃、刺梨、沙棘、黑加仑等也是维生素C、胡萝卜素的丰富来源。经常吃不同种类的水果可增进食欲、帮助消化，对人体健康非常有益。值得注意的是，各种蔬菜、水果所含的营养素及保健功能因子不尽相同，所以在日常膳食中，我们应将不同品种的蔬菜、水果调配着吃，力求多样化，确保营养均衡。

各色蔬菜搭配吃

专家们建议开展食品的"四色运动"，旨在提倡人们在每天的膳食中要把各色食物搭配起来吃，这不仅能刺激和增加食欲，而且能避免因偏食而造成的营养缺乏症和其他病症。

各种颜色的蔬果都要摄取，千万不要独独钟爱某一类食材。因为，各种营养素其实是相辅相成的，饮食越均衡、食物选择越多样化，越能摄取更全面的营养素，这么一来，食物才能发挥其营养价值，达到预防疾病的效果。

实验证明，蔬菜颜色和营养的关系不仅密切，而且还有某种规律性，即颜色越深的蔬菜含维生素及胡萝卜素越多。换句话说，蔬菜营养的高低遵循着由深到浅的规律，其排列顺序是绿色、红色、黄色、白色。比如红薯的营养价值比白薯高得多；紫茄中的维生素P、维生素B_1是青茄的2倍；大葱绿色部分所含的各种维生素要比葱白部分高4~10倍。为了满足人体对各类维生素等营养成分的需要，须做到饮食品种多样化。

科学家分析指出，白色蔬菜如竹笋、菜花、马铃薯、茭白等，成分以糖、水为主，营养素较少；黄色蔬菜，如南瓜、笋瓜等，营养价值比白色蔬菜略高；红色蔬菜，如西红柿、红辣椒、胡萝卜等，营养价值高于黄色和白色蔬菜；绿色蔬菜，如芹菜、油菜、菠菜、韭菜、绿辣椒、空心菜等，含有丰富的维生素B_1、维生素B_2和维生素C等，还含有胡萝卜素及多种微量元素，营养价值高于红色蔬菜。

所以，人们在购买蔬菜时，不能忽略了其颜色，应做到各色食物搭配食用。

同时，也要注意烹调方法对营养的影响。黄瓜、萝卜、西红柿等维生素C的含量虽不如绿叶菜多，但能生吃或冷拌吃，损失少，所以也是维生素C的一个良好来源。

🧠 火旺、油多的菜宜少吃

许多人认为，火旺、油多炒出来的菜才好吃。其实油放得过多，菜的表面会形成一层"油膜"，不仅使各种调味料难以渗入菜中，影响其滋味、营养及鲜美度，而且会妨碍肠胃消化液与菜的接触与融化，影响人体对营养物质的消化与吸收。

另外，如果火太旺，油锅的高热会破坏油脂原有的结构及成分，而使营养物质变为对人体有害的物质，如致癌物3,4-苯并芘等。人若经常食用这类有害物质的菜肴，就容易产生胃炎、胃溃疡等消化系统疾病，严重的会引起癌症。

此外，经常食用油脂过多的菜肴，还会增加胆汁及胰液的分泌，久而久之容易诱发胆囊炎、胰腺炎、习惯性腹泻等。

因此，要提倡省油的烹调方法，如煮、蒸、炖、氽、卤、酱、扒、焖等，中老年人的膳食尤其应该采用这些烹调方法，按成人的亚油酸需要量，每人每日8克植物油即可。

绿色食物可养肝护肝

中医认为，绿色（含青色和蓝色）入肝，有益于肝气循环、代谢，还能消除疲劳、疏肝解郁，平复激动或紧张的情绪，同时能使人富有生机与活力。多吃些深色或绿色的食物能起到养肝护肝的作用，它们是良好的人体"排毒剂"。平和体质者感觉精神压力大或有悲伤的情绪时，吃一些绿色食物则能缓解精神压力，消除悲观的情绪。

常见的绿色食物有菠菜、黄瓜、青椒、生菜、猕猴桃、荷兰豆、花椰菜、芹菜、绿豆、雪里红、油菜、莴苣、卷心菜、贝壳菜、韭菜、豆瓣菜、小松菜、香菜、萝卜、豆苗、大葱等。

另外，五行中青绿克黄（木克土，肝制脾），所以绿色食物还能起到调节脾胃消化吸收功能的作用。可见，绿色食物始终扮演着生命健康"清道夫"和"守护神"的角色，因而备受人们青睐。

现代医学也证实，多吃绿色蔬菜能帮助人体肝脏更好地排毒。因为它们中富含叶绿素和多种维生素，能清理肠胃，防止便秘，减少直肠癌的发病。它们的净化能力很强，在帮助人体排出

"垃圾"的同时，还能补充维生素和矿物质，激发体内的原油动力，促进消化和吸收。

此外，绿色蔬菜中含有丰富的叶酸成分，而叶酸已被证实是人体新陈代谢过程中最为重要的维生素之一，可有效地消除血液中过多的同型半胱氨酸，从而保护心脏和肝脏的健康。绿色蔬菜还是钙元素的最佳来源，对于一些正处在生长发育期或患有骨质疏松症的人，常食绿色蔬菜无疑是补钙佳品。

推荐食谱

1.青椒炒苦瓜

原料：青椒、苦瓜各250克，盐4克，味精2克，麻油10克。

制法：

（1）将青椒去蒂、籽，洗净；将苦瓜洗净，剖成两半，挖去瓤，斜切成厚片。

（2）锅架火上，不放油，用小火分别将青椒和苦瓜片煸去水分，锅放油烧热，下入青椒、苦瓜片煸炒，继而下入盐、味精炒匀，淋入麻油即成。

2.三鲜烩

原料：鸡脯肉、胡萝卜丁各100克，鸡蛋（取蛋清）1个，嫩豌豆25克，番茄丁50克，肉汤、料酒、牛奶、鸡油、干淀粉、盐各适量。

制法：

（1）将鸡脯肉洗净，剁成肉泥；将少许干淀粉用牛奶调和成汁；把鸡蛋清和鸡肉泥放在一起拌匀。

（2）把肉汤入锅中煮沸，下豌豆、胡萝卜丁、番茄丁，待肉汤滚沸后离火，用筷子把鸡肉泥从碗边一点一点地拨进锅内，每个鸡肉泥要和豌豆大小一样，待拨完后将锅烧沸，最后把淀粉汁倒入锅中勾芡，放入盐、鸡油、料酒，煮沸，盛出即可。

生吃、凉拌的美味与担忧

很多蔬菜可以熟吃，也可以生吃。凉拌菜清凉爽口，味美色鲜，营养丰富，是人们非常喜爱的食品。

从营养学的角度来看，生吃蔬菜可以保证营养成分不受烹调加热而遭破坏。由于生蔬、生汁中的活性生物质与人体接近，可使白细胞处于正常状态，使因吃熟食而损伤的免疫机能得以恢复。生吃蔬菜还能使其中所含的抗癌因子更有效地接触人体黏膜细胞，从而更好地发挥防癌抗癌作用。又如，在许多蔬菜中含有的"干扰素诱生剂"可以刺激人体正常细胞，使其产生干扰素，进而产生一种"抗病毒蛋白"，从而有效抑制病毒中蛋白质的合成，达到抑制癌细胞生长的作用。

但是从安全的角度来看，在我国，蔬菜被污染的情况仍然很严重，蔬菜中会含有、黏附很多对人体健康不利的细菌、病毒和寄生虫卵，过量或不恰当的食用容易引发疾病。

（1）随着农药的普遍使用，使蔬菜黏附上有毒污染物，而这些被病原体、农药、污水污染的蔬菜，仅用自来水冲洗甚至用洗洁净清洗也不能把病菌和有毒物质全部清除掉。

（2）蔬菜的整个生长过程离不开肥料，目前农村中常用的有机肥主要是粪便、垃圾等，其中可能含有大量的痢疾、伤寒等病菌和肝炎、流感等病毒，以及蛔虫、钩虫等多种寄生虫卵。通过施肥，这些病原体很容易附着在蔬菜上，人吃了会影响健康。

所以，如果生吃蔬菜，必须很好地清洗和除菌，最好不要太过频繁食用，以免受害。

清除蔬菜残留农药的方法

我们都知道，在农业现代化的今天，在植物上使用化肥农药等人工合成化学物质已经很普遍，也无法避免。但是，农药等化学品毕竟对人体有危害，所以，在我们无法改变大的现实的前提下，只能自己通过一些科学有效的方法，将农药对我们的伤害减到最低。

一般而言，农药都是喷洒在蔬果的表面，可用以下几种方法进行清除。

1. 清水浸泡法

用清水浸泡是清除蔬果上污物和残留农药的基本方法，主要用于叶片类蔬菜，如菠菜、生菜、小白菜等。由于这类蔬菜叶片薄，不方便用手清洗，它们表面的蜡质有着隔离的作用，使得农药不容易渗进，所以叶片类蔬菜直接用清水浸泡，就能起到减少农药残留的作用。

清水浸泡的正确做法是，先用清水冲洗掉蔬果表面的污物，并剔除有污渍的部分，然后用清水浸过蔬果5厘米，用流动水浸泡不得少于30分钟，必要时还可加入果蔬专用的清洗剂，反复清洗浸泡两到三次。对于花类蔬菜，如菜花等，可先放在水中漂洗，在盐水中泡洗一下，即可清除残附的农药。此外，包叶类蔬菜如圆白菜等，在冲洗浸泡前，应该先去除那些含农药较多的最外层叶片。

2. 流水冲洗法

严格来说，不同蔬果的清洗方法是不一样的。如清洗茄子、青椒、苹果、梨等蔬果，人们习惯用手在其表面轻轻搓洗。这样虽然可以有效去除部分农药，但也把它们表面的天然蜡质搓掉了，如果这时再用清水长时间地浸泡，就容易使残留的农药渗进蔬菜或果肉的内部。所以，像茄子、青椒、苹果、梨、葡萄、草莓等果蔬最好用流动水冲洗。

3. 碱水浸泡清洗法

对蔬果造成污染的农药品种主要是有机磷类杀虫剂。研究表明，大多数有机磷类杀虫剂在碱性环境下能够迅速分解，所以，用碱水浸泡是去除蔬果表面残留农药的有效方法之一。一般的做法是：在清水中加入5～10克的食用碱，配制成碱水，再将初步冲洗后的蔬果放入碱水中。我们可以根据菜量的多少来配制碱水。在碱水中浸泡5～15分钟后再用清水冲洗蔬果，重复洗涤3次左右效果更好。碱水浸泡法对于去除农药方面很有效，但对食品中的维生素有一定破坏作用。

4. 加热烹饪法

很多杀虫剂会随着温度的升高而加快分解，所以对于一些以上几种方法都难以处理的蔬果可以通过加热法来除去部分残留农药。加热法常用于芹菜、菠菜、小白菜、圆白菜、青椒、菜花、豆角等蔬菜。一般做法是将清洗后的蔬菜放于沸水中2～5分钟再捞出，然后用清水洗一两遍。

5. 清洗去皮法

对于带皮的果蔬，如苹果、梨、猕猴桃、黄瓜、冬瓜、胡萝卜、茄子、萝卜、西红柿等，可以用锐器削去它们残留农药的表皮，然后再用清水漂洗一次，只食用肉质部分。这样，既可口又安全。因为，蔬菜表面农药残留量最高，瓜果类蔬菜如黄瓜、茄子等，应尽量做到去皮食用。另外，注意不要立即食用新采摘的未削皮的水果。

减肥餐单上的蔬菜分级

减肥的女性总是会去寻找各种各样的减肥食谱，但其实，蔬菜就是减肥的最佳食物，是餐桌上的天然"降脂药"。比起常食用肉类的女性，那些常食用蔬菜的女性通常更容易获得良好的饮食习惯，更好地保持自己的身材免受超重或肥胖的困扰。而且常食用蔬菜的女性到了中年以后，因为长期形成的饮食习惯，能更好地抵制高脂肪、高热量食物的诱惑，所以说，蔬菜是减肥的最佳食物。另外，不同的蔬菜，其营养价值是不同的，在食用蔬菜时，应该多吃营养价值高的蔬菜，这样可以为身体补充更丰富的营养，同时防止热量太高。

在制作一天的蔬菜食谱时，很多人通常是按自己口味的偏好来决定今天吃什么样的蔬菜，但其实，食用蔬菜有一个更加科学合理的指标——营养，即根据蔬菜的营养高低来决定一天的蔬菜食谱。科学家根据蔬菜所含营养成分的高低，将其分为了甲、乙、丙、丁四类。下面，就对这四类蔬菜进行介绍。

1. 甲类蔬菜

这一类蔬菜的营养成分中有大量的核黄素、胡萝卜素、维生素C、纤维、钙等，营养价值最高，菠菜、小白菜、韭菜、芥菜、苋菜、雪里红等均属于甲类蔬菜的范围，在食用蔬菜时，应多食用这类营养价值高的蔬菜。

2. 乙类蔬菜

该类蔬菜所含营养成分不及甲类蔬菜所含营养成分丰富，营养价值次于甲类蔬菜。通常该类蔬菜又被分为三种小类型。第一类是含有核黄素的，主要是指新鲜豆类和豆芽；第二类含有较丰富的胡萝卜素和维生素，这类蔬菜主要指胡萝卜、大葱、青蒜、芹菜、番茄、辣椒等；第三类主要是指含有较多的维生素C，主要包括大白菜、包心菜、菜花等。

3. 丙类蔬菜

这类蔬菜含有较少的维生素，但热量比较高，主要指含淀粉较高的蔬菜，如土豆、芋头、山药、南瓜等。

4. 丁类蔬菜

这一类蔬菜由于只含少量的维生素C，营养价值较甲、乙、丙三类蔬菜都要低，因此被分为丁类蔬菜，丁类蔬菜主要有冬瓜、竹笋、茄子等。

知道了科学合理的蔬菜分类，了解了各类蔬菜所含营养成分的高低，营养价值的大小，就可以合理安排自己的蔬菜食谱了。但在食用蔬菜时，为保持蔬菜的营养价值不流失，最大限度地摄取蔬菜的营养，在食用蔬菜时还需注意以下几个方面。

（1）对于刚买回来的新鲜蔬菜，最好当天就吃掉，因为蔬菜存放时间一长，维生素等营养物质便会慢慢流失，那么人体所能摄取到的营养就会减少。因此，新鲜蔬菜要现买现吃。

（2）食用蔬菜时，应该明确蔬菜的营养储存部分，如有些人在吃芹菜时，喜欢把芹菜叶子摘掉，只吃芹菜茎，但如果这些人知道了芹菜中至少有一半的营养都在叶子里，他们应该就不会那么轻易扔掉芹菜叶子了。还有就是在制作饺子馅时，把切碎的菜叶分泌出来的菜汁挤掉，这会使蔬菜的维生素损失70%以上。因此，做蔬菜饺子馅时，如果担心菜汁出汤，正确的方法是将切好的菜用油拌好，再加盐和调料即可。

（3）根据测试，用大火炒出来的菜，维生素C损失仅17%，但先炒后焖的炒菜方法，蔬菜里的维生素C损失会超过大火炒出来的菜。因此，炒菜时用旺火，这样制作出来的菜，既有诱人的炒菜香味，又能保证其营养成分不至流失过多。另外，如果在炒菜时加少许醋，更有利于维生素的保存。

（4）有些人在做菜时，喜欢提前把菜炒好，然后放在锅里或有盖的碗里温着，过一段时间再吃，或者一次做两顿的量，第二顿就把菜热了吃。其实，蔬菜中所含的维生素B，在炒好后温热的过程中会损失。因此，吃蔬菜应该现炒现吃。

蔬菜是减肥不可或缺的食物，经常食用蔬菜的人比经常食用肉类的人会减少很多肥胖问题的困扰，所以，还等什么，赶紧选好适合自己需要的蔬菜，制作一盘精美可口的菜肴端上自己的餐桌吧。

野菜也不一定是绿色食品

时下，吃野菜成为一种时髦，喜欢吃野菜的人总是相信这样一种说法：野菜是天然的绿色食物。因为野菜的生长没有人工的助力，既不上化肥，又不喷洒农药，只凭人力采摘包装即可上市销售，特别是生长在人类活动较少的青山、绿水、草原区域的野菜，是纯天然绿色食物。但是，任何事都切莫绝对化，野菜并不一定是真正的绿色食物。因为野菜同自然界中的其他植物一样，对大气具有一定的净化作用，能够吸附大气中的尘埃颗粒和固体悬浮物，同时也会对大气和土壤中的有害气体和化学物质起到一定的过滤作用，比如有些野菜容易吸收大气中的铅等有害金属。在现代社会中，大气、水体、土壤等环境都受到严重的污染，所以，即使没有人力的介入，野菜也不可避免地会受到污染，因此很难找到完全不受污染的野菜，特别是在城市人口密集地区，如工厂和居民区附近、汽车流通量大的公路两侧。而那些受污染严重的江河湖泊区域所生长的野菜，不但不是绿色食物，更不能食用。

此外，人们对野菜的性味并不熟悉，因此，在采摘、食用之前要尤其慎重。有一些常见的野菜自身就带有一定的毒副作用，如山蒜、山药菜就有微毒，不经浸泡，食用后会周身不适。在食用这类野菜前，务必要在清水中浸泡2小时以上。另外，苦味的野菜，不可过量食用，否则易损伤脾胃；野芹菜有较强的毒性，不可食用；新鲜的黄花菜中含有大量的秋水仙碱，毒性很强，需要经过彻底的煮熟后才能使秋水仙碱溶出，方可食用；马齿苋、香椿等野菜均含有一种光敏感物质，日光敏感体质的人食用后，在阳光下长时间暴晒就会引发过敏反应，形成日光性皮炎。总而言之，野菜也不一定就是绿色的、安全的食物，喜欢吃的人要慎重些。

水果：碱性食品的代表

水果是人体所需的维生素和无机盐的主要来源。其对于刺激胃肠蠕动和消化液分泌起着很大作用。

水果含有人体所需的无机盐，尤其是钾、钠、钙和镁等。它们在体内的最终代谢产物呈碱性，故称"碱性食品"。蔬菜也是"碱性食品"。人的食物中粮、豆、肉和蛋等富含蛋白质的食物，由于硫和磷很多，体内转化后，最终产物多呈酸性，故称为"酸性食品"。人类膳食中的酸性和碱性食品必须保持一定的比例，这样才有利于机体维持酸碱平衡。所以，人们在饮食中吃蔬菜和水果对维持体内酸碱平衡起着重要作用。

　　水果的药用价值也很大。例如大枣能养胃健脾、益血壮神，体虚的人连续食用可促使身体早日康复，这要比单纯服用多种维生素药物效果显著，故有"活维生丸"之称。梨能清热降火，润肺去燥，患肺结核、急性或慢性支气管炎和上呼吸道感染的患者易出现咽干喉痛、痰多而稠、大便燥结、小便黄少等症状，在服用药时吃些梨可帮助缓解病情，起到辅助治疗作用。苹果自古入药，有补心益气、生津止渴、健胃和脾之功效。现代医学认为，苹果有止泻、通便作用。如果是单纯轻度腹泻，可只吃苹果泥，不吃其他东西，一两天即可痊愈。苹果中的有机酸和纤维素能刺激肠道，促进胃肠蠕动，使大便通畅、易于排出，可防治便秘。

　　水果可以分为新鲜水果和加工后的干果。

　　新鲜水果中的营养成分主要是维生素和无机盐，尤其是维生素C。每100克新鲜大枣中，维生素C含量可高达540毫克，是一般蔬菜和其他水果的30～100倍。酸枣的维生素C含量更高，每100克中含830～1170毫克，且在人体内的利用率也高，平均达86.3%。红黄色的水果，如柑橘、杏、菠萝、柿子等还含有较多的胡萝卜素；葡萄、苹果、红枣中含有较多的碳水化合物，葡萄中以葡萄糖为主，可以直接吸收利用，还含有十几种氨基酸，是营养价值较高的果品。另外，水果中也含有较多的钙、磷、铁、铜、锰等无机元素。水果中蛋白质含量不到1.5%，葡萄、杏、梨、柿子等几乎不含脂肪。

　　水果经过加工成干果，因加工时营养损失，维生素含量明显降低。但是蛋白质、碳水化合物和无机盐类因加工时水分减少，含量相对增加。鲜果加工后的干果虽然失去了鲜果时的营养特点，但易于运输和贮藏，也别具风味，并且有利于食品的调配，使饮食多样化，故干果类仍然具有相当大的食用价值。

选择适合自己的蔬菜水果

1. 锻炼少、容易发胖的人适宜选择什么样的水果？

适宜选择升糖指数低的水果，如苹果、梨、葡萄柚、桃子等。这些水果含膳食纤维多、热量低，对人体内胰岛素的影响小，吃了以后，既抗饿，又不容易让热量过剩。

2. 健康的人适合选择什么水果？

健康人可以选择任何水果。平时吃的水果种类越多，营养越齐全，越有利于身体健康。

成年人每天最好吃3种水果：1个苹果，有抗饿、保健、防止热量过剩作用；1根香蕉，香蕉中的低聚果糖可以促进肠道中有益细菌的生长，抑制致病菌的繁殖，有"养肠"的作用；100克葡萄，可摄入有机酚类物质，防止血液黏稠。

水果忌不削皮食用

水果色泽光亮，果肉清脆，含有丰富的营养，特别是含有多种维生素，尤其是大量的维生素C。饭后半小时吃水果还能帮助消化，促进营养物质的吸收。

吃水果时，有的人认为果皮中的维生素比果肉含量高，所以洗一下就吃，还有的连洗都不洗拿来就吃。这是很不卫生的，是不可取的。

因为大部分水果表面都带有细菌、病毒和寄生虫的虫卵，如果这些随水果被吃进了体内，就有可能引发疾病，所以患有痢疾、伤寒、蛔虫病等疾病的患者大多有不洁饮食史。

另外，果农们在水果生长过程中，为了防止病虫害常喷洒多种农药，有一部分农药可能渗透并残留在果皮表层的蜡质层中。因此，为了卫生和安全，水果还是削皮吃为好。

精挑细选你的蔬菜瓜果

饮食的安全和健康是人们生活中的第一件大事，所以我们在这里给大家几条实用的小贴士，让大家在选购蔬菜瓜果时能够有所借鉴，在食用蔬菜瓜果时能够安心。

1. 看外观

在选购蔬菜时，一定要选择成熟适度、新鲜脆嫩、外形及色泽良好、外表清洁、无影响食用的病虫害及无机械损伤等的蔬菜。注意千万不要购买那些颜色异常的蔬菜。新鲜的蔬菜当然是颜色越鲜艳越好，但是有一些"卖相"很好的蔬菜很有可能是化学物质的反映，所以，就要求我们仔细观察。比如，在购买樱桃萝卜时，要先看樱桃萝卜的皮是否掉色；如果发现干豆角的绿色比新鲜豆角的颜色还要鲜艳时就不要轻易购买；有的青菜叶片肥厚，颜色绿得发黑，那是化肥过量的表现；不新鲜蔬菜的外表通常看起来萎蔫、干枯、损伤，有的还会有病变、虫害侵蚀等异常形态。另外，有的蔬菜由于使用了激素类物质，外表会畸形，如西红柿顶部长着桃子似的凸起物，绿豆芽的杆光滑而不长根须，这些都是激素过量的标志。

此外，选购水果时也要仔细看外形和颜色。那些经过催熟的果实，尽管呈现出成熟果实的性状，但是果实的皮或其他方面还是会有不成熟的感觉，如自然成熟的西瓜由于光照充足、生长期常，所以瓜皮的花色深亮、条纹清晰、瓜蒂老结；而经过激素催熟的西瓜瓜皮颜色鲜嫩、条纹浅淡、瓜蒂发青。生活中的很多人都比较喜欢那些外形美观、秀色可餐的水果，但实际上，反而是那些相貌平平的水果更让人放心。

2. 闻气味

专家提醒消费者，千万不要购买气味异常的蔬菜。有些菜农为了让蔬菜的外表更好看，会在蔬菜上过量使用剧毒农药，也有一些不法商贩在售卖蔬菜前用化学药剂对其进行浸泡。这些化学物质都有异味，而且不容易冲洗掉。所以，我们在购买时要特别注意蔬果表面是否有药斑或不正常、刺鼻的化学药剂味道。那些自然成熟的水果，通常在表皮上就能闻到一种清新的果香味。还有一点，注水的、催熟的水果要比同一品种自然成熟的水果分量重，所以很容易识别。

3. 常识判断

在购买时，要格外警惕那些不合时令的蔬果，不要贪图新鲜和口味而忽视了健康。一般说来，反季节或提早上市的蔬果，所含残存的农药比例较高，因为要想让植物在不适合生长的时间、环境下生长，只能依靠大量的化肥维持。如果你在购买水果时，发现它们是在成熟期之前半个月至一个月左右上市，而且外观成熟、颜色鲜艳，这样的水果就有可能使用了催熟剂，即使没用，它们的味道也不好，营养价值也不高。

下面，为大家介绍几种常见水果的成熟期。

樱桃：成熟期为5月中旬到6月中旬；

露地草莓：采摘期为5月中下旬；

杏：成熟期为5月下旬至7月中旬；

桃子：成熟期从6月中旬至10月初；

李子：早熟品种通常在6月上旬开始上市；

枣：大多数枣类的成熟期在9月中下旬到10月上旬；

苹果：一般苹果要到10月份才能上市；

梨：其中的早熟品种8月上旬成熟；

柿子：一般要在10月下旬才能上市。

什么时候吃水果最好

水果含有许多人体需要的营养和保健成分，其保健功效已被越来越多的人所认识，所以水果已成为许多人每天必吃的食品之一。但什么时候吃水果最科学呢？有些水果适合餐前食用，可以刺激食欲；有些水果最好在餐后食用，可以帮助食物的消化和吸收……不同的时间吃水果有不同的功效，下面我们就一起来看看水果什么时候吃最好。

饭前？饭后？

在吃水果的时间上，很多人存在一个极大的误区——把所有水果当成饭后甜品。殊不知有些水果中的有机酸会与其他食物中的矿物质结合，影响身体消化吸收。有些水果中的果胶有吸收水分、增加胃肠内食物湿润程度的作用，因此饭后吃水果还会加重胃的负担。

营养学家认为，吃水果的最佳时间既不是饭前，也不是饭后，而是两餐之间。首先，水果中许多成分均是水溶性的，两餐之间吃有利于身体必需营养素的吸收。其次，水果是低热量食物，其平均热量仅为同等重量面食的1/4及同等肉食的约1/10。在两餐之间吃水果既可以补充营养，又不会增加过多热量。最后，许多水果本身容易被氧化、腐败，在胃空的时候吃可缩短它在胃中的停留时间，降低其氧化、腐败程度，减少可能对身体造成的不利影响。

上午？下午？

有这么一种说法，即"上午的水果是金，中午到下午3点是银，3点到6点是铜，6点之后的则是铅"。由于人体经一夜的睡眠之后，肠胃的功能尚在激活中，消化功能不强，却又需补充足够的各式营养素，所以上午吃水果可以应付上午工作或学习活动所需，还可帮助消化吸收，有利通便。水果的酸甜滋味可让人感觉神清气爽，有助于一日的好心情。

前面说的是一般水果的进食时间，还有以下几种比较特殊的水果，需要特殊对待。

1. 山楂不宜早上吃

山楂无论是鲜果还是其制品，均有散瘀消积、化痰解毒、防暑降温、增进食欲等功效。但是，空腹或者是脾胃虚弱者，不可以在清早进食，胃炎和胃酸过多者要少食。

2. 餐前宜吃香蕉、红枣

香蕉含有很高的钾，对心脏和肌肉的功能有益，同时香蕉可以辅助治疗便秘、小儿腹泻等，适合餐前食用。红枣含有大量维生素C，故有"天然维生素C丸"之美称，餐前食用为好，但是胃痛腹胀，消化不良的人要忌食。

3. 饭后吃菠萝助消化

新鲜菠萝含蛋白酶，如果空腹吃，菠萝的蛋白分解酶会伤害胃壁，有少数人还会引起过敏反应。因此宜在餐后食用，还能帮助消化。

4. 柿子最好晚上吃

柿子中含有大量的柿胶和鞣质，早上空腹食用，胃酸会与之作用，形成凝块，即"胃柿石"，严重影响消化功能，宜饭后或晚上食用。

5. 空腹不宜吃西红柿

西红柿含有大量的果胶、柿胶酚、可溶性收敛剂等成分，容易与胃酸发生化学作用，凝结成不易溶解的块状物。这些硬块可将胃的出口——幽门堵塞，使胃里的压力升高，造成胃扩张而使人感到胃胀痛。

总之，无论什么时候吃水果，吃什么水果，都离不开以下几个规律。

第一，不要空腹吃酸涩味太浓的水果，避免对胃部产生刺激，还可能与胃中的蛋白质形成不易溶解的物质。

第二，不要吃饱后立即吃水果。这样会被先期到达的食物阻滞在胃内，致使水果不能正常地在胃内消化，而是在胃内发酵，从而引起腹胀、腹泻或便秘等症状。长此以往还会导致消化功能紊乱，另外还会带来额外的能量。

第三，吃水果应以常温为宜，不要贪吃刚从冰箱里拿出来的水果。如果吃了大量的油腻食物，再吃大量冷凉的水果，胃里血管受冷收缩，对肠胃虚弱的人来说，会影响消化吸收，甚至造成胃部不适。

第四，应根据自身体质选择水果品种。糖尿病患者应当选择糖分低、果胶高的水果，如草莓、桃等；贫血患者则应选择维生素C含量较高的龙眼、枣、草莓等；腹部容易冷痛腹泻者应当避免选择香蕉、梨等。

另外，吃水果并非多多益善，适时而食对身体有益，如果过食或暴食或与季节不符，亦会致病。

多吃浆果，让大脑更年轻

美国农业部一项最新研究发现，每天吃一把浆果有助于"整理"大脑，防止大脑衰老，进而预防阿尔茨海默病。

草莓、蓝莓等色彩艳丽的各种浆果可以引发大脑中的"主妇机制"，仿佛整理凌乱的居室或计算机碎片整理。大脑中越凌乱不堪，就越容易导致记忆受损等大脑疾病，加速大脑衰老，更容易导致阿尔茨海默病。

研究发现，大脑中的"主妇细胞"可以摧毁或回收大脑中的"生化碎片"。这些生化碎片如果不及时清理，就容易对大脑正常工作形成危险。随着年龄的增大，大脑的自我清理能力逐渐减退，生化碎片也就越积越多。

美国农业部专家施布·波罗斯表示，如果"主妇细胞"过于活跃，那么就容易攻击健康大脑细胞，而最新研究首次发现，吃浆果可发挥"营救大脑"的作用。

浆果是抗氧化剂花色素酶的极好食物来源。花色素酶具有防止心脏病、癌症、阿尔茨海默病和糖尿病等保健作用。另外，茄子、甜菜根、紫卷心菜和李子等食物也是红色和紫色花色素酶的很好来源。

第**3**章

吃对肉鱼蛋，别给身体加负担

疾病的发生不是单一因素导致的，医学研究显示，三分之一疾病的发生和我们的饮食有着密切的关系。一般情况下，对于送进嘴巴里的食物，我们最关心的是"干不干净"。但是，我们更要小心的是，就算食物本身干净，但吃错食物还是可能伤身的。

每天三两肉，有益健康

肉类的主要成分是蛋白质，蛋白质是生物体内一种极重要的高分子有机物，占人体干重的54%。人体的生长、发育、运动、遗传、繁殖等一切生命活动都离不开蛋白质。

人体内的一些生理活性物质如胺类、神经递质、多肽类激素、抗体、酶、核蛋白及细胞膜上、血液中起"载体"作用的蛋白都离不开蛋白质，它对调节生理功能、维持新陈代谢起着极其重要的作用。人体运动系统中肌肉的成分及肌肉在收缩、做功、完成动作过程中的代谢无不与蛋白质有关，离开了蛋白质，体育锻炼就无从谈起。

蛋白质是人体内三大能源物质（即糖、脂肪和蛋白质）之一。处于基础代谢状态的蛋白质供能大约占人体总能量代谢的17%左右。正常情况下，成年人体内蛋白质含量稳定，每日约3%左右的蛋白质被更新。肌体维持体内蛋白质平衡状态称为氮平衡，即摄入肌体的氮量与排出的氮量几乎相等。人对蛋白质的最少需要量是每千克体重1克，因此，70千克体重的人每天至少需要70克蛋白质。少年儿童为了满足生长发育的需要，有一部分蛋白质将在体内储存，即摄入蛋白质的数量应大于排出量，这被称为正氮平衡。反之，在某些疾病状态下，由于大量组织细胞遭到破坏、分解，此时肌体排出氮的数量超过摄入量，即为负氮平衡。体内储存的蛋白质大量地分解，就会影响人体的生长发育。

当蛋白质的摄入量不足时，幼儿、青少年的生长发育表现为迟缓、消瘦、体重下降；成年人则常出现疲倦、体重下降、肌肉萎缩、贫血、泌乳量减少、血浆蛋白降低，日长月久就会形成营养不良性水肿，白细胞和抗体量减少，免疫力下降，器官组织的受损修补能力变得缓慢。此外，蛋白质缺乏可引起肝脏脂肪沉着及肝硬变、内分泌失调等。

需要说明的是，吃素为主并不意味着没有进食蛋白质，因为小麦或大米中均含有一定量的植物蛋白质，只不过单纯吃素会造成营养结构的不完整。我们人类是杂食类动物，我们的32颗牙齿中有4颗尖牙，这些尖牙的存在正是为了吃肉类食物即动物蛋白质进化而来的。蛋白质是人体生长发育中非常重要的东西，人体离不开它。但同时人体消化蛋白质的能量又比较有限，吃得太多不但会浪费，而且还能造成消化不良，使毒素在肠道中积聚，对健康造成危害。

另有大量资料表明，高脂肪、多肉类饮食能增加患癌的危险性，吃得越多危险性越大。肉类消耗多的国家，心脏病、癌症的发病率明显高于素食为主的国家。

🍲 动物内脏忌炒食

据报道，猪、牛、鸡、鸭、兔、马、驴、骡等牲畜常常是乙型肝炎病毒的感染者和携带者，当然，它们也是疾病的传播者。乙型肝炎病毒的抵抗力极强，一般在60℃的温度下，烧煮4小时仍然安然无恙。甚至中等浓度的消毒剂也不能将其杀死，而要煮沸10分钟后才能杀灭。此外，动物内脏如肝、肾、肺、肚、肠等常被多种病原微生物污染，也常是各种寄生虫的寄生部位。内脏炒着吃不易炒熟炒透，难以杀死病菌和寄生虫，人如果吃了未炒熟的动物内脏，感染疾病的几率大大增加。因此，为了防止乙型肝炎的传播，动物内脏不应当炒着吃。

动物内脏烹调方法，最好采用整个内脏入水长时间高温高压焖煮，使其彻底煮烂煮透，将寄生虫、病菌和虫卵杀死，避免食后致病。

吃肉选择有顺序

目前，我国居民的主要动物性食品仍然是猪肉。据美国农业部统计，我国不仅是生产猪肉最多的国家，占全世界猪肉肉品46%以上（美国第二，占7%），同时也是猪肉总消耗量最多的国家。那么，猪肉真的比其他肉更加营养、健康吗？我们还是从红肉与白肉之争说起。

对于红肉、白肉的分类有多种，但最后归结起来，红肉是指牛肉、猪肉、羊肉等，白肉包括鱼肉、鸡肉、鸭肉等。吃哪种肉更健康？有人说，"宁吃天上飞禽四两，不吃地上走兽半斤"，还是白肉比红肉好；更有人认为，常吃鱼会聪明，吃哪个肉都不如鱼肉好；也有人说，红肉富含矿物质，对身体健康更有好处。营养学家则告诉我们，吃肉时应遵循的一条重要原则是：吃畜肉不如吃禽肉，吃禽肉不如吃鱼肉。总的来讲，有这样的规律，吃浅色的肉要比吃颜色深的肉有营养。专家建议，最好多吃鱼肉、鸡肉、鸭肉等白肉，少吃红肉。

单纯就猪肉来说，它蛋白质含量非常低，所含的饱和脂肪、总脂肪量和胆固醇都相对较高，并含有较高的热量，长期大量食用，特别是进食大量肥猪肉，对健康不利。而且，即使是"瘦肉"，其中肉眼看不见的隐性脂肪也占28%。因此，某些需要限制脂肪酸摄入量的心血管病患者，千万不要以为吃"瘦肉"就是安全的。

相对来说，鱼肉是肉食中最好的一种。虽然鱼肉也属于白肉，但鱼肉比鸭肉、鸡肉等营养要好，鱼类的蛋白质含量约15%～24%，而且这些蛋白质吸收率很高。此外，它的肉质细嫩，比畜肉、禽肉更易消化吸收，对儿童和老人尤为适宜。同时，鱼肉的脂肪含量低，不饱和脂肪酸占总脂肪量的80%，对防治心血管疾病大有裨益。鱼肉脂肪中还含有一种二十二碳六烯酸（DHA），对活化大脑神经细胞、改善大脑机能、增强记忆力和判断力都极其重要。因此，人们常说吃鱼有健脑的功效。

当然，鱼肉虽好，也并不意味着猪肉就没有营养价值。它富含矿物质，尤其是铁元素，也是鱼肉等白肉不能替代的。我国女性普遍缺铁严重，因此，缺铁性贫血患者可以适当多吃一些猪肉，以达到补充铁元素的目的。

如何鉴别和选择肉类食品

我们在市场上会看到琳琅满目的肉类产品，选择多了，问题也就多了，想到近年来不断出现的食品安全事件，每个人都难免有些疑惑，到底该如何鉴别肉类的新鲜度呢？下面，教给大家几种挑选肉类的方法。

1. 色泽鉴别

新鲜肉的颜色为均匀的红色，有光泽，脂肪呈现洁白色或乳黄色；次鲜肉的色泽稍微黯淡，切面略有光泽，但脂肪处无光泽；变质的肉呈暗红色，完全没有光泽，脂肪发暗，甚至为绿色。

2. 气味鉴别

新鲜肉具有鲜肉特有的正常气味；次鲜肉稍有一点氨味或酸味；而变质肉则有腐臭味。

3. 黏度鉴别

新鲜肉的表面微干或有一层风干膜，触摸时不黏手；次鲜肉的表面干燥或略微黏手，新的切面湿润；变质肉的表面极度干燥或发黏，新切面也非常黏手。

4. 弹性鉴别

新鲜肉经过指压后，产生的凹陷能立即恢复；次鲜肉被指压后的凹陷恢复较慢，并且不能完全恢复；变质肉经过指压后的凹陷不能恢复，并且会留有明显的指压痕迹。

5. 脂肪鉴别

新鲜肉的脂肪呈正常的白色，有光泽，有时呈肉红色，柔软而富有弹性；次鲜肉的脂肪呈灰白色，没有光泽，容易黏手，略带油脂酸败味和哈喇味；变质肉的脂肪表面有污秽和黏液，呈淡绿色，脂肪组织很软，具有油脂酸败气味。

6. 肉汤鉴别

新鲜肉煮后的肉汤透明、芳香，汤表面聚集了大颗油滴，油脂的气味和滋味十分鲜美；次鲜肉的肉汤混浊，汤表面的浮油滴较少，也没有鲜香的滋味，还会略有轻微油脂酸败的气味及味道；变质肉的肉汤极为混浊，汤内漂浮着有如絮状的烂肉片，汤表面几乎看不到油滴，有着浓厚的油脂酸败或明显的腐败臭味。

7. 识别"问题禽畜肉"

病或死的禽畜肉的肉体看上去明显放血不全，皮肤呈红色、暗红色或淡蓝紫色，冠部最为明显。此外，颈部、翅下、胸部的皮下血管充血。肌肉的色泽比较深，呈暗红色或黑红色。肌肉切面的颜色暗淡，而且湿润多汁，切面不向外翻，比较平整，还会见到暗红色或黑红色的血液瘀积处，有时会有血滴流出。脂肪组织也被染成玫瑰红色，肌肉与脂肪的色泽混浊不清。宰杀后的刀口没有血液浸染现象。

多吃肉就能使肌肉强壮吗

肌肉的生长需要摄入充足的原料，所以很多人会有这样的错误观点：多吃肉长肌肉。诚然，蛋白质是肌肉增长的原料，为了满足肌肉的生长，蛋白质的摄取量需达到每天1.6～2克/千克体重，但这些蛋白质如果单靠吃肉来获取，随之而来的是过量脂肪的摄入，最终肌肉没长，倒是长了一身肥肉。所以在日常膳食中要选择脂肪含量低的肉类食物，如去皮的鸡胸肉、瘦牛肉、鱼肉等肉类，鸡蛋白也是不错的选择。另外，可以服用一些专业的蛋白粉类的营养品，它能有效地帮助健美爱好者增肌而不增脂。

人体完成任何一个动作都离不开肌肉，要想肌肉粗壮有力，健美协调，除科学的训练以外还要吃适量的优质蛋白质，而这些蛋白质并不能只靠吃肉获得。

食物中的蛋白质来源很广，一般包括动物蛋白和植物蛋白。动物蛋白来自于鸡、鸭、鱼、猪、牛、羊肉和奶等；植物蛋白则来自于粮食，如米、面、玉米、大豆等。怎样才能使蛋白质补充合理，取得肌肉增长的最佳效果呢？

一般来说，膳食中蛋白质补充应该注意两点：一是蛋白质的补充量要合理；二是动物蛋白和植物蛋白搭配要合适。运动员蛋白质摄入量为每日1.2～2.0克/千克体重，以一名70千克体重者为例，每天要摄入蛋白质约100～150克。每天若吃500克主食（米饭、玉米、面食等），可得到约50克蛋白质，其余可通过吃肉类和豆制品来补充。值得注意的是，吃过量的蛋白质并不会更多地增长肌肉，相反会造成机体代谢的过重负担，甚至产生毒副作用。

在摄入的蛋白质中，动植物蛋白应各占50%，由于动物蛋白和人体肌肉蛋白相近，有人认为应多吃肉，但动物蛋白也不应超过摄入量的60%。因为过多的肉食，除造成经济上的浪费以外，还会带来过多的脂肪，对身体不利。

健康的饮食不应该拒绝动物油

食油分为植物油和动物油两大类，其主要成分是脂肪。脂类，是人体生理活动中不可缺少的物质。

有些人怕出现心血管疾病，而不敢食用动物油，只食用植物油，这是不科学的。过量食用动物油和植物油都会对身体产生不利影响。动物油食用多了会促使动脉硬化等，植物油摄取过多也会给人带来脑血栓、心肌梗塞等疾病。

据国内有关文献研究，植物油中含有较丰富的不饱和脂肪酸，这种物质很容易自动氧化而产生有毒的过氧化物。过氧化物会使多种维生素氧化分解，失去正常功能，导致人体内的维生素不足。过氧化物还会使人体内的红细胞膜与线粒体膜遭到破坏，发生溶血等症状，并且会与蛋白质结合生成老化色素——脂褐素，使皮肤上产生老人斑。过氧化物在血管壁上、肝脏上、脑细胞上形成时，就会出现动脉硬化、肝硬化、脑血栓等症。

食用植物油基本上不含胆固醇，而动物油胆固醇含量则较多，血液中胆固醇过高是导致心血管疾病的一个诱因。而食用植物油则能够阻止体内胆固醇的吸收，并使其排出的数量增加。植物油中以含维生素E为主，缺乏维生素A、维生素D、维生素K，动物油含维生素A、维生素D、维生素B_6、维生素B_2较多。

国外一些食品学者研究发现，动物油含"A脂蛋白"，有延长寿命的作用。因此，食用动、植物油时不可偏颇。按人体每日摄入的动物脂肪和植物油的比例，一般以1：2为好。每人每日食用4克动物油有益身体健康。

好吃却最好别吃的烤羊肉串

现在时兴吃烤羊肉串，有的人甚至吃烤羊肉串成了习惯。羊肉串虽好吃，但常吃对身体有害。

肉类在炭火中烘烤时，脂肪滴落在火上燃烧产生的烟中含有大量致癌物质3,4-苯并芘。据北京市卫生防疫部门抽样检测报告，1千克烟熏下制成的烤羊肉串中含3,4-苯并芘4微克，超过国际卫生组织规定含量的4倍，比1000支香烟所含的量还要多。3,4-苯并芘是国际医学界公认的最强烈的致癌物质之一，能引起皮肤癌、食管癌、胃癌、肺癌等多种癌症。

烤羊肉串属于高温速制，常常表面焦化，中心部位仍半生不熟，生羊肉串中可能有多种细菌，还可能有某些寄生虫及肺吸虫、华支睾吸虫、细粒棘球绦虫等存活。食用这种夹生的烤羊肉串，难免会感染病菌或寄生虫而患病。如果是腐败变质的羊肉，则危害更大。

目前烤羊肉串多在街头闹市露天制作、出售，空气中风、车辆、行人扬起的可见或不可见的灰尘不时落在生、熟羊肉串上。每克城市灰尘中所含细菌数以亿计。尤其是在烤好陈放而没有立即食用的羊肉串表面的落尘中，成活的病菌更多。

有的烤羊肉串的小贩用自行车辐条作钎子串烤羊肉串，对人体健康更为有害。自行车辐条表面镀有金属铬，铬在高温熏烤下，可吸收到羊肉中，进入人体后在人体组织器官内蓄积，危害人体健康。有实验表明，铬可引起肺腺瘤。而且铁钎两端外观一样，反复使用不经任何消毒处理。常常是前一位顾客拿在手中的钎子，送还后立即被制作者串上了生羊肉。被顾客拿在手中的铁钎一端难免被污染某些病原微生物。

因此，人们应少吃或不吃烟火熏烤的羊肉串、鱿鱼和牛肉等，这对保障人体健康有益。

鲜肉忌反复冷冻

研究发现，超过冰点以下的低温，可迅速将鲜肉中的细胞膜和原生质中的水分冻结成固体冰晶，使肉质不变，营养成分不失，起到保鲜作用。但一经升温化解，细胞膜等不能保藏水分，细胞腔和晶格组织变软，鲜肉水分大量外溢失散。若再次冷冻则很少有水参与，只有细胞中原生质起到固体支撑，若再次化解和冷冻，则只是肉质中的纤维质和脂肪起冰冻作用，肉中许多营养成分丧失，食用口感降低，发生质变，甚至产生不利健康的致癌物质。

此外，还要注意，一经解冻的冷冻食品，要尽快加工食用，不宜存放。如果存放时间太长，鸡、鸭、鱼及畜肉等含有的细菌和酶的活动恢复，不但能很快繁殖分解蛋白质引起变质，而且还能产生有毒的组织胺物质，人吃了会引起食物中毒。

因此，不要将新鲜的鸡、鸭、鱼及畜肉进行反复解融冰冻和冷冻。

细说鸡蛋

现在，对于早已过了温饱线的人们来说，鸡蛋的价值在营养排行榜上逐日降低。

"鸡蛋中含太多胆固醇，吃多了会使血脂增高而导致动脉硬化！"这是很多人拒绝它的理由。

一枚鸡蛋可以孵出一个生命，还有哪种食物有如此的生命力？

鸡蛋是高蛋白质食物之一，因为其中的氨基酸比例很适合人体生理需要，易被人体吸收，因而其蛋白质利用率高达98%以上，让其他食物难以匹敌，是"事半功倍"的不二选择。

鸡蛋黄中的卵磷脂、甘油三酯、胆固醇和卵黄素，与神经系统的生长发育息息相关，研究证明鸡蛋会促进婴幼儿的大脑发育，延缓老年人的智力衰退，改善记忆力。卵磷脂是记忆明星"乙酰胆碱"的前身，被医学家视为老年性痴呆的救星。乙酰胆碱是大脑中传递信息的物质，其含量越多，信息传递的速度就越快，因此它在保持记忆力和认知能力方面具有重要的作用。乙酰胆碱摄入量偏低会增加记忆力丧失的危险，而鸡蛋中不但含有卵磷脂，也含有丰富的胆碱，并且有助于延缓大脑衰老进程。

从磷脂中分离出来的胆碱还具有防止皮肤衰老的作用，令皮肤细腻光滑有弹性。同时鸡蛋中还含有一定量的铁，能使面部的皮肤远离萎黄的魔咒，泛出红润之美。

另外，吃鸡蛋不用像吃肉须搭配素菜那样来吸收这些"黄金"满满的营养，因为鸡蛋中钙、磷、铁和维生素A的含量都很高，B族维生素也很丰富，还含有其他多种人体必需的维生素和微量元素，这些维生素和微量元素足已让你轻松消化掉它所有的营养！

日本的研究学者还发现，鸡蛋中含有抗癌物质——光黄素和光色素，一个鸡蛋约含光黄素10微克，光黄素和光色素能抑制诱发喉癌和淋巴癌的EB病毒增殖。

总之，鸡蛋中几乎含有人体所需要的所有的营养物质，故被称为"理想的营养库"。坚持适量食用鸡蛋，是不少长寿者养生的秘诀之一。

鸡蛋虽然有营养，但是不正确的吃法会影响其营养成分的吸收。很多人认为吃生鸡蛋更有营养，其实这是个错误的观点。人体对生鸡蛋消化率比熟鸡蛋要低很多，而且一些致病菌、病原体可以通过蛋壳上的小孔侵入鸡蛋内，直接生吃对身体不利，可能出现发热、恶心、呕吐、腹泻等症状。

生鸡蛋的蛋清部分含有抗生素蛋白，它是一种对人体有害的碱性蛋白质，会在肠道中与生物素结合成为一种人体无法吸收的复合物。人吃进生鸡蛋后，蛋清在肠道产生较多的复合物，阻碍了人体对营养素的吸收，长期如此可能导致营养素缺乏症。鸡蛋加热熟透之后，抗生素蛋白就会被完全破坏，不会影响营养素的吸收。

用热水冲鸡蛋是不正确的食用方法，因为热水不能完全杀灭鸡蛋中的细菌，只能破坏部分抗生素蛋白。豆浆冲着鸡蛋喝，豆浆中打荷包蛋，也都是不正确的吃法。还有宁吃白皮鸡蛋也不吃红皮鸡蛋，宁吃小个的土鸡蛋也不吃大个鸡蛋等，这些也都是错误的认识，因为红皮鸡蛋、白皮鸡蛋、土鸡蛋、大鸡蛋之间的营养成分是没有差别的。

还有一些人认为鸡胚蛋具有很好的滋补功效，经常食用可以强壮身体、延缓衰老。鸡蛋在孵化期间，鸡蛋的营养没有受到破坏，鸡胚蛋中的蛋白质含量较高，部分营养物质也会增多，它确实有改善胃肠、增进食欲和抗衰老的功效。但是，售买的鸡胚蛋大多因温度、湿度不当或感染病菌而死于蛋壳内，这种鸡胚蛋里含有大量的病菌，如大肠杆菌、葡萄球菌、伤寒杆菌、变形杆菌等，容易引发痢疾、伤寒等疾病。而且这种胚蛋没有什么营养，因为鸡蛋原来含有的蛋白质、脂肪、维生素等营养成分的绝大部分已被胚胎利用和消耗。

当你感到疲惫至极、脑力不够的时候，不妨煮一两个鸡蛋，因为它的营养气场足够让巧克力低头，让咖啡远离。

🐚 每天吃几个鸡蛋合适

一般情况下，每天1~2个鸡蛋足够；从事重体力、重脑力劳动者，每天可吃2~3个鸡蛋；孕妇、产妇、乳母、身体虚弱者以及进行大手术后恢复期的患者，需要多增加优质蛋白质，每天可吃3~4个鸡蛋，但不宜再多。

常食水产类食品好处多

水产类食物包括海鱼、河鱼和其他各种水产动、植物，如虾、蟹、蛤蜊、海参、海蛰和海带等。水产品是蛋白质、无机盐和维生素的良好来源，味道也很鲜美，深受人们喜欢。

水产类食物脂肪含量低，而且大部分为不饱和脂肪酸，极易被人体消化吸收，吸收率可达95%以上。水产动物类食物碳水化合物含量很低，一般不超过5%，但水产植物类较高，如海带可达56.2%，紫菜达45%。

鱼类蛋白质的氨基酸组成类似肉类，与人体中蛋白质的组成相似，因此生理价值较高，属优质蛋白。

鱼类中蛋白质的含量达15%~20%，其中带鱼、白鲢和黄鱼等含量较高，在18%以上。500克大黄鱼中含的蛋白质相当于600克鸡蛋或650克猪肉中的含量。其他水产动、植物的蛋白质含量也较多，如对虾为20.6%，河虾为15%，河蟹为16%，海带为2%，紫菜为20.3%。鱼肉的肌肉纤维比较纤细，组织蛋白质的结构松软，水分含量较多，所以肉质细嫩，易为人体消化吸收，比较适合患病者、老年人和儿童食用。

维生素D和烟酸在鳝鱼和蟹中含量较高。虾、蟹和蛤蜊中含有较多的维生素A。

某些水产食品也可以治疗疾病，如海带富含碘，常被用作治疗地方性甲状腺肿大，还因海带中的纤维素促进了肠管中的致癌物排泄，而且有抑制癌症发生的作用。鱼肝中提炼的鱼肝油，含有大量的维生素A和维生素D，可防治软骨病、夜盲症和眼干燥症等疾病。

水产动物营养丰富、味道鲜美，但吃时应注意防中毒。例如河豚鱼的卵、卵巢、肝脏和血液中含有剧毒，食后会导致人急性中毒死亡。有些鱼类，即使刚刚死亡，体内就可能产生食物中毒的毒素。因此，吃鱼要尽量吃新鲜的。有些水产动物易感染肺吸虫和肝吸虫，特别是小河中的河蟹，常是肺吸虫的中间宿主，如果吃时没有煮熟，就可能使人患病，所以在烹调时，应注意煮熟煮透。

给孩子补脑吃什么鱼

孩子吃什么可以变得更聪明？自古以来，中外营养学界都认为鱼是最佳补脑食材。鱼肉的各类营养价值都非常高，家长们从给宝宝开始添加荤类辅食开始，就可以喂宝宝食用鱼肉。那么，哪些鱼肉更利于宝宝的营养需要和消化吸收呢？

鱼肉属于精致蛋白质，易被人体吸收，而孩子处于发育阶段，机体对蛋白质的需求较多，确实适合通过多吃鱼补充。但具体到淡水鱼好，还是海鱼好，应该说各有利弊。

海鱼中的DHA（俗称"脑黄金"）含量高，对提高记忆力和思考能力非常重要，但其油脂含量也较高，个别孩子消化功能发育不全，容易引起腹泻、消化不良等症状。

淡水鱼油脂含量较少，精致蛋白含量却较高，易于消化吸收。只不过，淡水鱼通常刺较细、小，难以剔除干净，容易卡着孩子，一般情况下，1岁以上才适合吃。

营养师推荐，带鱼、黄花鱼和三文鱼非常适合孩子，鲈鱼、鳗鱼等也不错。

1. 带鱼

DHA和多不饱和脂肪酸EPA含量高于淡水鱼，再加上带鱼含有丰富的卵磷脂，更具补脑功能。而且，带鱼味道鲜美，小刺少，可减少鱼刺卡喉咙的风险。

2. 黄花鱼

黄花鱼是非常适合孩子夏季食用的鱼类。黄花鱼营养丰富，新鲜的鱼肉中富含蛋白质、钙、磷、铁、碘等，而且鱼肉组织柔软，更易于孩子消化吸收。此外，黄花鱼肉呈蒜瓣状，没有碎刺，适合儿童咀嚼。

3. 三文鱼

三文鱼富含不饱和脂肪酸，能促进胎儿和儿童发育。它还含有丰富的维生素A、维生素B、维生素D、维生素E，以及钙、铁、锌、镁、磷等矿物质，其肉质细嫩，口感爽滑，颜色鲜艳，非常适合孩子食用。

鱼肉对孩子虽好，但还是需要讲究烹调方式。

专家建议：给孩子做鱼最好采用蒸、煮、炖等方式，不宜采用油炸、烤、煎等方法。另外还可以将鱼做成鱼丸，这种吃法比较安全、清淡，而且味道鲜美，无论是哪种鱼都可以做。具体方法为将鱼肉剁细，加蛋清、盐、味精调成茸，锅内添水烧开，将鱼茸挤成丸子，逐个下锅内煮熟，再加入少许精盐、葱花即可。

给孩子做鱼时可添加蔬菜作为配菜，既增加口感又均衡营养。炖鱼时，不妨搭配冬瓜、香菇、萝卜、豆腐等。但要注意，口味不应过咸，更不要添加辛辣刺激性调料，鸡精和味精也要少放。

专家说，临床中发现，很多家长只给孩子喝鱼汤不吃肉。其实鱼的大量营养都在鱼肉中，正确的吃法是既吃肉又喝汤。

蔬菜、肉、蛋、鱼的营养保留妙招

1. 洗

各种副食原料如蔬菜等应在改刀前清洗，洗后不要在水中浸泡，洗的次数不应过多，洗去泥渣即可，这样可减少原料中的一些易溶于水的营养素的流失。

2. 切

原料在洗涤后再切配，以减少水溶性营养素的流失。原料切块要稍大，若切得过碎，则原料中易氧化的营养素损失得更多。如蔬菜切得过碎，很多细胞膜被破坏，增加了与水、空气的接触面，从而加速营养素的氧化破坏。蔬菜切成片、丁、丝、条、块后不要再用水冲洗，或在水中浸泡，也不应放置较长时间或切后加盐弃汁，这样可避免维生素及无机盐流失，并减少对抗坏血酸的氧化。如小白菜，切段后维生素C的损失率为31%，而切成丝炒后损失率为51%。另外，应现切现烹，以保护维生素，减少氧化损失。

3. 焯

为了去除食物原料的异味、辛辣味、苦涩味等，增加食物的色、香、味，或调整各种原料的烹调成熟时间，许多原料要焯水处理。焯水时一定要大火煮沸，焯烫时间宜短，原料在沸水中余烫一下就可以捞出来，这样不仅能减轻原料色泽的改变，同时可减少营养素的损失。原料焯水后，不要挤去汁水，避免水溶性营养素流失。如白菜切后煮2分钟捞出，挤去汁水，会使水溶性维生素损失77%。水烫动物性原料，也需要旺火沸水，原料在投入水中时，因为骤受高温，蛋白质凝固，从而保护内部营养素不致外溢。

4. 上浆、挂糊

上浆、挂糊是将经过刀工处理过的原料表面裹上一层黏性的糊，经过加热后，淀粉糊化而后胶凝。蛋清中的蛋白质受热直接胶凝，因而形成一层有一定强度的保护膜，保护原料中的水分和鲜味不外溢，使原料不直接和高温油接触，油也不易浸入原料内部。因间接传热，原料中的蛋白质不会过度变性，维生素可少受高温分解破坏。上浆、挂糊还可以减少营养素与空气接触，原料本身也不易因破坏、卷缩、干瘪而变形。这样烹调出来的菜肴不仅色泽好、味道鲜嫩，营养素保存得多，而且易被消化和吸收。

第4章

离不开的调味料、饮品，亦敌亦友

你可能从来没有关注过调味料，尽管每道菜用得不多，但每天、每顿都会吃到；还有不起眼的饮品也是一样，实际上它们每天都在影响着我们的身体和健康。吃错了，喝错了，长年累月，积少成多，那后果就十分可怕了。

"盐"多必失，每天别超6克盐

食盐是咸味的载体，是调味品中用得最多的，人们几乎餐餐都少不了它。以食盐为基本味，可以调制出许多种味型，所以食盐号称"百味之祖"。

食盐的主要成分是氯化钠，粗盐还带有少量的碘、镁、钙、钾等，海盐含碘较多，精盐则是比较纯的氯化钠。

食盐调味能解腻提鲜，祛除腥气，使食物保持原味。人每天都必须摄入一定量的盐来保持新陈代谢，调整体液和细胞之间的酸碱平衡，促进人体生长发育。

盐水具有杀菌、保鲜、防腐的作用，用来清洗创伤可防止感染；撒在食物上可短期保鲜，用来腌制食物还能防变质。

食盐能美白牙齿，治疗牙疾。常用淡盐水漱口，不仅能防治喉咙痒痛、牙齿肿痛等疾病，还能预防感冒。

用盐水能清除皮肤的角质和污垢，还可促进全身皮肤的新陈代谢，防治某些皮肤病。

人，尤其老年人要少吃盐和咸食。长期过量摄入盐易导致高血压、动脉硬化、心肌梗死、中风、肾脏病和白内障的发生。中国营养学会推荐，每人每天摄取的盐量是6克，这里指的是健康人。高血压、糖尿病、肥胖、肾病等患者还要少些，低血压患者要多些。除了食盐，还有"隐性食盐"，如酱油、辣椒酱、豆瓣酱、腌咸菜、腐乳、味精里都含有大量的盐，这6克的盐也包括这些食物所含的盐。

据调查表明，吃盐越多，高血压发病几率越大。阿拉斯加低食盐量的爱斯基摩人，基本上没有患高血压病的人。而每天食盐高达20克左右的日本北部居民，高血压病发病率高得惊人。在我国食盐量低的广东省，高血压病发病率仅为5%，而喜食盐的北方人，高血压病发病率明显增高。

吃盐过多还会引起水肿。老年人如果食盐过多，饮水量也会增加，加上排泄功能有所下降，就会使钠在体内潴留，从而引起水肿，并增加肾脏的负担。

吃盐，很多时候是一种饮食习惯，而并非人体生理所需要。

油盐酱醋的使用窍门

很多家庭主妇炒菜时，油盐酱醋等调味品都是随意放入的。其实，只要稍微注意一下它们的投放顺序，不仅能够最大限度地保存食物的色香味，还会使更多营养得到保留。

1. 油

炒菜时油温不宜太高，一旦超过180℃，油脂就会发生分解或聚合反应，产生具有强烈刺激性的丙烯醛等有害物质，危害人体健康。因此，"热锅凉油"是炒菜的一个诀窍。先把锅烧热再放油，油八成热时就将菜入锅煸炒，不要等油冒烟了才放菜。有时也可以不烧热锅，直接将冷油和食物同时炒，如油炸花生米，这样炸出来的花生米更松脆、香酥，避免外焦内生。

用麻油或炒熟的植物油凉拌菜时，可在凉菜拌好后再加油，更清香可口。

2. 盐

盐是电解质，有较强的脱水作用，因此，放盐时间应根据菜肴特点和风味而定。炖肉或炒制含水分多的蔬菜时，应在食物熟至八成时放盐，过早放盐会导致菜中汤水过多，或使肉中的蛋白质凝固，不易炖烂。另外，使用不同的油炒菜，放盐的时间也有区别，如用豆油和菜籽油炒菜，为了减少蔬菜中维生素的损失，应在菜快熟时加盐；用花生油炒菜则最好先放盐，能提高油温，并减少油中的黄曲霉素。

3. 酱油

烹调时，高温久煮会破坏酱油的营养成分，并失去鲜味。因此，应在菜品即将出锅前放酱油。炒肉片时为了使肉鲜嫩，也可将肉片先用淀粉和酱油拌一下再炒，这样不仅不损失蛋白质，炒出来的肉也更嫩滑。

4. 醋

醋不仅可以祛膻、除腥、解腻、增香，而且还能保存维生素，促进钙、磷、铁等溶解，提高菜肴的营养价值。做菜时放醋的最佳时间是在原料入锅后或菜肴出锅前。炒土豆丝等菜最好在原料入锅后加醋，可以保护土豆中的维生素，同时起到软化作用；而糖醋排骨、葱爆羊肉等菜最好加两次醋，即原料入锅后加醋以祛膻、除腥，临出锅前再加一次，可以增香、调味。

葱蒜姜，你不知道的养生秘密

1. 葱

叫菜伯，有大葱和小葱之分。它能补充人体所需的多种元素，因而人们称它为"特殊补品"。俗话说"常吃葱，人轻松"，可见吃葱有利于身体健康。

葱的营养丰富，含有较多的蛋白质、脂肪、糖类、胡萝卜素、维生素B$_1$、核黄素、钙、铁、镁等营养，尤其维生素C含量比柑橘高出两倍。

葱性温，味辛，具有发汗解表、通阳散寒、驱虫杀毒之功效。据研究，葱所含的挥发油的主要成分是葱辣素，它具有较强的杀菌灭毒功效，又发汗解表祛痰，可防治伤风感冒。葱还有消散血管内瘀血、降低血中胆固醇和防止动脉硬化的作用。葱所含苹果酸和磷酸糖等，能兴奋神经系统，因而可以提高食欲。凡伤风感冒无汗、胃寒腹痛、腹泻、食欲不振、头皮多屑而痒等患者及孕妇均宜食葱。

葱不宜过量食用，否则会损伤视力。葱不可久煮，否则其挥发油等丧失殆尽，可以用开水烫洗后直接生吃。体虚多汗者不宜食葱；记忆力衰减者忌久食葱；慢性皮肤病和慢性胃炎患者忌久食、多食。

2. 生姜

一种极为重要的调味品，同时也可作为蔬菜单独食用，而且它还是一味重要的中药材。生姜可将自身的辛辣味和特殊芳香渗透到菜肴中，使之鲜美可口，味道清香。

生姜中含有淀粉、氨基酸、钙、铁、磷及挥发性油脂、软性树脂、姜酮、姜烯酮、姜油酮、姜酚等营养成分。

生姜性温、味辛，具有发汗解表、温中散寒、降逆止呕、祛痰、杀菌解毒之功效，可治疗伤风感冒、肺热咳嗽、胀满腹泻、胃痛、眩晕、急慢性痢疾、慢性气管炎、蛔虫性肠梗阻、呕吐及妊娠呕吐等症。

生姜比较适宜伤风感冒、胃痛呕吐、咳嗽吐白痰等患者食用，也适宜孕妇呕吐及晕车、晕船者食用，更适宜于老年人食用。

生姜不宜食用过多，否则会生热损阴，导致出现口干、咳痛、便秘等症。大便燥结、阴虚内热、咽喉病、眼病、痔疮等患者应忌食生姜。另外要注意，霉烂的生姜中含有毒性很强的黄樟素，对人体非常有害。

3. 大蒜

人们烹饪中不可缺少的调味品，是由汉朝张骞出使西域时引进的。它既可调味，又能防病健身，因此常被人们誉为"天然抗生素"。

大蒜含有丰富的营养，除含有维生素、蛋白质、碳水化合物、钙、磷、铁等营养素外，还含有烟酸、大蒜素、锗、硒、锌、镁、铜等营养成分。此外，它所含有的挥发油，其主要成分为大蒜素和大蒜辣素，具有极高的保健价值。

大蒜含有10多种抗癌物质，实属防癌佳品，如所含槲黄素、硒、维生素C、大蒜素、烯丙基硫醚化合物等，均对胃癌、肺癌、食管癌、结肠癌、直肠癌及脑癌等有较好的防治作用。

大蒜能补脑，大蒜可与维生素B_1相结合产生一种叫"蒜胺"的物质，蒜胺能帮助体内分解出葡萄糖，而葡萄糖是营养大脑的主要物质，故可起到补脑作用。另外，大蒜还可起到降脂减肥和降低血糖的作用。

大蒜比较适宜癌症、高血压病、高脂血症、糖尿病、动脉硬化、肠炎、流感等患者及胃寒腹泻者。

大蒜吃得过多容易引起贫血，因此一次不宜吃得太多。体虚火旺、胃及十二指肠溃疡、眼病等患者不宜食用。

每天饮杯醋，美容消肿助消化

食醋为米、麦、高粱或酒等酿成的含有醋酸的液体，为居家必备之品。烹调时，在某些菜中适加酸醋，既可使其味道更加鲜美，香脆可口，使人食欲大增，用之烧煮鱼虾，还可避腥解毒，并使菜中的维生素C受到保护。

醋中含有丰富的氨基酸，其中含有人体不能自身合成，必须由食物供给的8种必需氨基酸。醋中的糖类物质也很多，如葡萄糖、果糖、麦芽糖等。醋中的有机酸含量较多，它主要含有醋酸，其次还有乳酸、丙酮酸、甲酸、苹果酸、柠檬酸等。

中医认为，醋性温，味苦、酸，具有活血化瘀、消食化积、解毒之功效。

营养学家认为醋有四大好处：一是防止和消除疲劳；二是降

低血压和血清胆固醇，防止动脉硬化；三是具有杀灭或抑制多种细菌及病毒的作用，更可预防肠道传染病和感冒的发生；四是有助于食物中钙、磷、铁等物质的吸收。

食醋可以消除疲劳，促进睡眠，并能减轻晕车、晕船的不适症状。食醋对皮肤、头发能起到很好的保护作用。中国古代医学就有用醋入药的记载，认为它有生发、美容、降压、减肥的功效。

果醋当中的果胶质能够促进肠道运作，同时还具有酸化的作用，由于碱性的体质非常容易造成水肿，所以通过饮用果醋可以平衡身体的酸碱度，具有利尿的作用，可以产生除水肿、减轻体重的效果。

醋饮也具有非常好的消除水肿、减肥的效果，那么在瘦身减肥的时候如何通过醋饮来减肥，醋饮又该怎么使用呢？下面介绍的几种醋饮相信一定会给您一个减肥惊喜，帮助您更快完成减肥计划。

1. 葡萄醋

原料：香醋、蜂蜜各适量，葡萄1串。

制法：葡萄洗干净去皮、去子后榨汁，将过滤后的果汁倒入杯中，加入香醋、蜂蜜调匀。

2. 番茄醋

原料：番茄1000克（不要选择太大的），米醋1500毫升，冰糖少许（约20克，也可以选择不加）。

制法：番茄洗干净后擦干表面水分，切开后放入玻璃罐中，加入米醋、冰糖，在罐口平铺一张塑料纸密封一周即可。

3. 猕猴桃醋

原料：陈醋300毫升，猕猴桃1个，冰糖100克。

制法：将猕猴桃去皮，取果肉后，和陈醋、冰糖一起放入玻璃罐中密封，一周后待冰糖融化即可饮用。

4. 香蕉醋

原料：香蕉1根，红糖100克，米醋200毫升。

制法：将香蕉去皮后，切成若干段放入耐热的瓶子里，并且瓶子里放入红糖，之后倒入米醋，放入微波炉中加热40秒，让红糖融化，放凉即可食用。

5. 苹果醋

原料：糯米醋300毫升，苹果300克，蜂蜜60克。

制法：将苹果洗净削皮后，切块，放入广口瓶内，并加入醋和蜂蜜摇匀。密封置于阴凉处，一周后即可开封。取汁一勺加3倍凉开水即可饮用。

🐌 醋虽好，但不适合所有人

宜：一般人都可食用，凡胃酸缺乏、慢性萎缩性胃炎、泌尿系统结石、癌症、高血压、动脉硬化、蛔虫病腹痛、肝炎、吃鱼虾过敏等患者，均比较适宜食用一些醋。喝醋可促进胃肠道消化，对萎缩性胃炎、胃癌等胃酸缺乏者，有一定益处，但必须把酸度降低，少量、间隔食用。另外，长期喝醋会腐蚀牙齿使之脱钙，应用水稀释后，用吸管吸，喝后用水漱口。

忌：凡患胃溃疡及胃酸过多者均忌食醋，否则会导致胃病加重。服用磺胺类药、碱性药、抗生素及具有解表发汗功效的中药的人不宜食用。

用蜂蜜来代替糖

世界卫生组织一份有关人类死因的调查分析显示，长期高糖饮食者的平均寿命，比正常饮食者约短10～20年。研究人员指出，长期高糖饮食，会使体内环境失调。由于糖属酸性，摄入过量会改变血液酸碱度，降低机体免疫力，引起经常性感冒以及龋齿、骨质疏松等病症。吃糖过多还会影响体内脂肪消耗，造成脂肪堆积，导致血脂过高、动脉血管硬化和肥胖症，尤其是粗纤维类糖食用过多，还会刺激肠黏膜，加重肝脏负担，引起腹胀、腹泻，进而阻碍各种营养素的吸收与利用。摄取糖类过量，会使人产生饱腹感，不思饮食，影响其他食物摄入，导致营养缺乏。研究表明，自幼嗜糖，到老年极易罹患高血压、冠心病等心脑血管疾病。长期高糖饮食还会影响骨骼生长发育，引致佝偻病。多食糖会造成体内维生素B_1消耗过多，引起眼球内膜弹性减退、眼球变形、视神经炎和轴性近视，甚至引发脚气病、慢性消化不良、多动症等病症。

然而，绝大多数的人最喜欢的味道是甜味，如何在享受甘甜的同时，又控制食糖的摄入量呢？健康专家的建议是：以蜜代糖。的确，蜂蜜是糖类的理想替代品，蜂蜜不但具有多种保健功能，而且还有美肌护肤之功效。

蜂蜜是由蜜蜂自花朵所采收、以砂糖为主要成分，约50%的花蜜所酿成的。蜜蜂在将花蜜采收后，会混合其唾液，经过唾液的酵素作用，砂糖转变为葡萄糖与果糖。

由于砂糖转变为葡萄糖与果糖的工作已由蜜蜂所代劳，所以蜂蜜在进入人体后，可以减轻肠胃的负担，这也就是蜂蜜常被用作患者手术后的流质食品的原因。

一般砂糖都经过精制的程序，所以糖分的纯度很高，原有的矿物质已流失殆尽，营养素也保留甚少；蜂蜜就不一样了，它完整保留了各种营养素，包括钙、铁、镁、钾、钠等矿物质，以及维生素K、维生素B_1、维生素B_2、维生素B_6等，还有各种有机酸和酵素类物质，这些都是人体所必需的。

蜂蜜营养丰富，对许多疾病均有治疗作用。

治疗贫血　经常食用蜂蜜，可以增加血液中血红蛋白的含量，血红蛋白对红细胞有极其重要的作用。建议每天食用100克蜂蜜，不要再吃其他糖类，其中一部分宜空腹食用，并且隔一小时后再吃东西。

润肠通便　用于津亏血虚所致之肠燥便秘，常单用内服或作栓剂纳入肛内。

润肺止咳　用于肺燥干咳、肺虚久咳、咽干口燥等症，可单用或与沙参、生地等配伍。用于润肺止咳的紫菀、冬花、枇杷叶等，常用蜂蜜作辅料拌炙。

解毒　用于解乌头、附子毒时可单用内服；用于治疗烧伤、疮疡，可外涂以解毒护疮。

预防血管硬化　蜂蜜可以预防和延缓血管硬化，血管硬化患者应每3个月中至少有15天食用蜂蜜。

改善睡眠　蜂蜜是帮助睡眠的良药，因为它是一种能作用于全身的镇静剂。失眠者可以在临睡前取一满勺蜂蜜，加上少许椴树花、西番莲、缬草，可以单取一种，也可以混合，用35℃温水冲制，就成了一杯很好的安睡宁神蜂蜜茶。

保护肝脏　蜂蜜护肝，隔天早晨空腹和每晚临睡前食用。

调节血压　如果没什么禁忌，可以将一勺蜂蜜和两勺苹果醋各用半杯水调制，每天空腹食用，无论对高血压还是低血压都有调节作用。

护理皮肤　蜂蜜可以营养皮肤、治愈伤痛，还可起到日常皮肤护理作用。将两勺蜂蜜与20毫升的新鲜凤梨果汁混合，用毛刷涂到脸上，10分钟后用清水洗净，可以消除雀斑。

补充体力　蜂蜜也可以增强对疾病的抵抗力，即使在患有传染病的情况下，病情也会减轻，病后也恢复得快。

治疗口腔溃疡　经常食用蜂蜜，对牙齿无妨碍，还能在口腔内起到杀菌消毒的作用。蜂蜜中含有抗菌成分，可以治疗口腔溃疡，并加速伤口愈合。

当然，由于蜂蜜的含糖量约为砂糖的80%，吃多了一样会发胖。就糖尿病患者来说，吃蜂蜜和吃砂糖一样对身体不利。过去曾有人误解蜂蜜对糖尿病患者有益，这是因为蜂蜜含较多果糖，果糖会延迟葡萄糖的吸收，使血液中的糖分不会马上上升。

白开水是最好的饮料

水作为膳食的重要组成部分，不仅参与人体的构成，而且发挥着许多重要的生理作用。如果把体内的水看成是一条河，生命的各种新陈代谢活动就在其中航行。如果没有水，新陈代谢活动就不能进行，各种营养素就像散落在干涸河床上的沙砾。

家中的白开水其实是最好的饮料，科学家研究发现，白开水进入人体后可以立即发挥新陈代谢功能，调节体温，输送养分，增进免疫功能。习惯喝白开水的人，体内脱氧酶活性高，肌肉内乳酸堆积少，不容易产生疲劳。饮水还应达到一定的量，一般来说，健康成人每天需要饮水2500毫升左右。在温和气候条件下生活的轻体力活动的成年人每日最少饮水1200毫升（约6杯）。但这并不是绝对的，可根据具体情况调整饮水量。如在发烧、服药时需要多喝一些水。如果因运动量大而出汗过多，可在白开水中适量加些盐。

专家认为喝水"适时"也很重要。一般人都是渴了才想起来去喝水，其实当我们感觉到渴时，细胞已经处于不同程度的脱水状态了，此时新陈代谢会变得紊乱，血液中毒素也会增多，免疫力自然也会减退，所以我们应随时注意为身体补充必要的水分，不要等渴了再喝。

一定要为保护肾脏而多喝水。肾结石、膀胱结石或肾脏癌等病症的发生和尿液中的化学物质毒性有密切关系。人在抽烟、食用腌制及添加了防腐剂、色素的食物，以及工作和生活中经常接触致癌化学物质时，如果饮水少，排尿就少，尿液中的杂质、毒物浓度就会增加，这样就会形成结石以及增加发生癌变的可能。

老年人要特别注意喝水。老年人体内水分会随年龄的增长而逐渐减少，呈慢性脱水现象，会出现很多不利于健康的因素。如皮肤细胞水分减少，会使皮下组织和弹性组织减少，皮脂腺分泌水分降低，皮肤变得干燥，皱纹增多。水分不足还会影响唾液、胆汁、胃液的分泌，老年人因而感到精神萎靡，出现消化功能障碍、便秘等。另外，为防止老年人发生白内障，宜多喝水。如果老年人发生脱水或严重腹泻，就有可能引起白内障。统计表明，发生过一次脱水的老年人，患白内障的几率是正常人的4倍，有两次脱水或严重腹泻者其几率是正常人的21倍。如果能及时补充水分，即可减少发生白内障的几率。

在现代社会，我们会接触到很多饮料，它们作为水的补充，与白开水相比，确实具有口感的优势。不过，在喝的时候还是需要合理的选择，如乳饮料和纯果汁饮料含有一定量的营养素和有益膳食成分，适量饮用可以作为膳食的补充。有些饮料添加了一定的矿物质和维生素，适合热天户外活动和运动后饮用。有些饮料只含糖和香精香料，营养价值不高。而多数饮料都含有一定量的糖，特别是含糖量高的饮料，人们大量饮用后会在不经意间摄入过多能量，造成体内能量过剩，因此喝饮料要有所节制。

晨起别忘了喝杯水

人在夜间睡眠中会损失大量水分，主要是呼吸、皮肤和便溺失水，使水的代谢入不敷出，可引起全身各组织器官和众多的细胞供水不足。人体有70%是水分，缺了水会使人感到不适。夜间失水，组织体液量减少，血液也会因缺少水而浓缩，流量减少，流速减慢。早晨起床后喝些水，补充一定量的水分，是人体生理代谢的需要，又是防病健身的有效措施。

清晨人体补充水，是防止心脑血管病的有利措施。补水后水经胃入肠，80%的水分由小肠吸收入血液，使血液得到稀释和净化，降低了血液的黏稠度，可有效地防止心脑血管疾病患者清晨因血液浓缩发生意外。据调查，上午八九点钟是心脑血管病发病的高峰，有50%～60%的患者是由于没有及时补充水分而使血液浓缩，导致疾病发生。

清早起床后喝水，既是对缺水的一次有效补偿，又是一种体内液体的净化，犹如雪中送炭、旱苗逢雨。因为人的胃在清晨已全部排空，水可冲刷胃壁上的一切残渣，使病菌无处藏身，最终将其全部排出体外。因此说，清晨喝水对人体是一项极其科学的养生保健措施。

晨起喝水还可以稀释尿液，增加排尿量。人体积蓄了一夜的代谢产物，如果没有足够的水分不易排出，就会在人体内贮存过久，这些有害废物即可成为机体慢性中毒的来源。如果早晨起来及时喝水，促进排尿，即可带出废物净化血液，减少疾病的发生，尤其可预防泌尿系统感染和结石的形成。多喝水还可使下消化道内有较多的水分以保持大便通畅，尤其是老年人胃肠功能减退，肠蠕动变慢，如不及时补充水分，很容易造成大便秘结。

晨起喝水还能保持皮肤的湿度，使皮肤及皮下脂肪组织含有充足的水分，而显得光泽而滋润，达到皮肤健美的目的。

早晨起床喝水，以喝普通茶杯一杯水为宜，最好喝温开水，如果是凉开水，兑上一点热开水即可。

🐚 饭后忌过度喝水

我们知道，人的胃每天要分泌 1.5～5 升的胃液。胃液中含有 0.4%～0.5% 的胃酸，胃酸的化学成分是盐酸。盐酸能溶解蛋白质，帮助消化含有铁质、钙质的食物，还可杀死随着食物进到胃里的细菌。我们如果在饭后马上喝进大量的水，就会冲淡胃里的盐酸的浓度，影响食物的消化和吸收，病菌就有可能进入肠道大量繁殖，容易造成肠道感染。而且，我们吃饱了以后，食物占了胃肠大部分空间，再多喝水，就会感到胀饱，增加肠胃负担。

水是保证人体健康的重要因素，饭后适量喝点水，可使少量的消化液与食物拌匀，溶解其中的营养成分，对食物的消化吸收是有帮助的。

小心！可乐危害大

可乐型饮料是现代饮料中很受欢迎的品种，它含有一定量的咖啡因、可乐宁和生物碱，有刺激性，有提神醒脑、利尿强心、帮助消化、促进新陈代谢的作用，适量饮用可乐型饮料，不仅可降温防暑，还能使人有欣快感，所以可乐很受人们欢迎。

但是，可乐型饮料含有咖啡因。一瓶约4千克重的可乐型饮料中含咖啡因约50～80毫克，如果摄入咖啡因达1克以上，就会使人躁动不安、呼吸加快、肌肉震颤、心动过速、心脏收缩，还会造成失眠、眼花、耳鸣等。即使摄入咖啡因不足1克，只要超过正常饮量，也会对胃黏膜有一定刺激作用，出现恶心、呕吐、晕眩、心悸、心前痛等中毒症状。

可乐中的碳酸氢钠进入胃内能和胃酸中和，从而降低了胃酸浓度，使其失去杀菌的能力，使细菌进一步侵入到肠道内，发生肠炎、痢疾、伤寒等胃肠道传染病。同时，由于胃酸降低，也影响食物的正常消化和吸收，不仅降低食欲，还会使人体缺乏营养，久之，就会发生营养不良。

据美国哈佛大学维斯克等人的研究发现，常喝碳酸饮料的青少年，其发生骨折的危险是其他同龄人的3倍，尤其常喝可乐类碳酸饮料的女孩，其发生骨折的危险要比其他同龄人高5倍。另外，可乐类碳酸饮料中的咖啡因等成瘾性元素会使青少年对甜食产生过度的依赖，渐渐影响他们的膳食平衡，损坏身体健康。

男子饮用可乐型饮料，精子会直接遭到杀伤，从而影响男子的生殖能力。若受伤的精子一旦与卵子结合，可能会导致胎儿畸型或先天性不足。孕妇要少饮或不饮可乐型饮料为好，因为多数的可乐型饮料都含有较高成分的咖啡因，咖啡因在体内很容易通过胎盘的吸收进入胎儿体内，危及胎儿的大脑、心脏等器官。

哺乳期妇女过量饮用可乐型饮料，有害成分可通过乳腺泌乳而排出，使受乳婴儿受害的程度要比成人大得多。

喝点花草茶，清肝又明目

泡花草茶时，花朵在水的浸泡下绽开，赏心悦目，给人以美的享受。花草茶不仅口感好，而且功效佳，因此用花草茶养肝排毒逐渐成为时尚人士的选择。

具有养肝功效的花草茶的常见搭配主要有以下几种。

1. 玫瑰花、桂花、薄荷、欧石楠茶

玫瑰花含有多种维生素和微量元素，可以平衡内分泌、补气血，对胃及肝有调理作用，具有疏肝理气、活血化瘀、治肝气痛的功效。此种花草茶含有多种有助于肝功能的花草，能够促进肝脏代谢排毒。它适合因吸烟喝酒引起的肝功能欠佳的人士饮用。

2. 决明子、红枣、枸杞子茶

决明子和枸杞子有助于肝脏排毒，使身体的气血通畅，间接对眼睛有保健作用，而红枣有补元气和润肤作用，对体质虚冷的女性朋友有益气活血的功效。

3. 贡菊、枸杞子、甘草茶

菊花有清肝热、抗病毒、养肝补肾的功效，甘草具有益气养脾、清热解毒的作用，三者结合，可起到保肝护目的作用。

此外，金盏花、白梅花也具有养肝明目的功效。洛神花具有利尿、消除油脂和降血压的作用，还有抗肿瘤、保护心血管、保护肝脏的作用。

推荐养肝茶

1. 五味养肝茶

原料：乌梅、山楂片、菊花、枸杞子、栀子各适量。

制法：将以上五种原料放入锅中，开锅转中火煮20分钟，冷热饮用均可。

功效：有健肝养肝、明目的功效，适合易长痤疮、怕热出汗、视力下降的人饮用。

2. 明目菊花茶

原料：菊花、枸杞子各10克。

制法：将以上原料放入杯中，开水冲泡之后饮用即可。

功效：有滋补肝肾、清热明目的功效，适合视力下降并伴有腰膝酸痛者饮用。

3. 槐菊茶

原料：槐花、菊花、绿茶各9克。

制法：将上述原料一同入杯，用沸水冲泡，加盖闷5分钟即成。每日1剂，分3次冲泡，代茶饮用。

功效：清热凉血、平肝明目，适用于高血压引起的头痛、眩晕、目糊者。

4. 菊花决明茶

原料：菊花、决明子各9克。

制法：上述原料入锅，加适量清水浸泡20分钟，然后煎煮至沸，即成。每日2次，代茶饮服。

功效：可平肝息风，清肝明目，适用于高血压及头痛、头晕、目赤肿痛者。

5. 杞菊绿茶

原料：枸杞子2克，杭白菊1克，绿茶3克。

制法：上述原料入杯沸水冲泡，加盖闷5分钟即成。每日1剂，分次代茶饮服。

功效：可养肝明目，散风清热，适用于肝火上炎、视力减退者。

6. 枸杞红茶

原料：枸杞子60克，红茶30克。

制法：将枸杞子、红茶拌和均匀，备用。每日2次，每次取10克，用沸水冲泡，代茶饮用。

功效：具有养肝补血、清热明目、延缓衰老的功效，适用于肝阴不足、肝血亏损所致头昏目花、眼目干涩、未老先衰者。

适量喝红酒可养护心脏

红酒就是人们常说的葡萄酒，并不特指红葡萄酒。红酒含有200多种对人体有益的营养成分，其中包括糖、有机酸、氨基酸、维生素、多酚、无机盐等，在提高人体免疫力的同时，还能有效促进血液循环，预防冠心病、高血压。

现代医学证实：每天饮用2～3杯红酒，可减少25%～45%的心肌梗死发病率。《美国医学论坛报》曾报道：红葡萄酒中的抗氧化剂成分如白藜芦醇、类黄酮儿茶素及五羟黄酮，可以通过显著减缓动脉壁上胆固醇的堆积而保护心脏，有效预防心血管、中风等疾病的发生。红酒中含有丰富的酚类化合物，如红色素、黄烷醇类物质、单宁等，可防止动脉硬化并维持血管的渗透性，也有益于养护心脏。

台湾新竹医院药剂科主任萧振亚根据日本医学文献和自己多年实践研究，首创了"红酒泡洋葱"的心脏食疗方。这是因为，英国研究发现，洋葱中一种称为槲皮素的化学物质，能有效预防造成血管壁增厚的慢性炎症，从而降低心脏病和中风的风险。每周吃2～3次、每次吃100～200克洋葱，就能达到最佳的养心效果。而将洋葱与同样具有养心功效的红酒搭配在一起，使得养心的功效更加突出。

红酒泡洋葱的具体方法是：用不加糖的红葡萄酒一瓶（500毫升）和1～2个去皮切碎的洋葱放入大口玻璃瓶中密封

浸泡。一周后取出，将洋葱过滤掉即可饮用。一般人每天喝50毫升，老年人酌情喝20～30毫升，最好能把泡过的洋葱一起吃下。

推荐红酒食谱

1. 红酒浸雪梨

原料：雪梨1个，红酒适量，香叶、冰糖各少许。

制法：

（1）将梨去皮放在砂锅中，加红酒和香叶后烧开，放入冰糖，慢火炖半小时，使梨的颜色变成红色。

（2）将炖好的梨放在碗中，再将红酒汁倒在四周。

2. 红酒炖苹果

原料：苹果1个，红酒适量。

制法：

（1）苹果去皮，用切苹果的刀切成瓣状。

（2）把苹果放入锅里（深一点的奶锅），倒入红酒没过苹果即可。

（3）用中火炖煮苹果15分钟关火，让苹果在红酒中浸泡两个小时后食用。

红酒还可以美容养颜。自古以来，红酒作为美容养颜的佳品，备受人们喜爱。红酒的美容功能源于酒中含有大量超强抗氧化剂，其中的SOD能中和身体所产生的自由基，保护细胞和器官免受氧化，令肌肤恢复美白光泽。红葡萄酒能防衰抗老，这就包括延缓皮肤的衰老，使皮肤少生皱纹。将红酒外搽于面部及体表，其中的低浓度的果酸有抗皱洁肤的作用。

此外，红酒是唯一碱性的酒精性饮品，可以中和现代人每天吃下的大鱼大肉以及米麦类酸性物质。而且，红酒中含有丰富的单宁酸，可预防蛀牙及防止辐射伤害。对男人而言，红酒可以活血化瘀，祛除疲劳，放松身心，帮助激活免疫神经网络，起到减缓生殖系统衰老的作用。

咖啡饮用不当可损害身体

咖啡具有醒脑提神、消除疲劳、促进思维、焕发灵感的作用，咖啡还能增进食欲、帮助消化。一杯咖啡饮料中约含100毫克的咖啡因，每天喝一杯能促进血液循环，使胃酸、尿液增多，使支气管壁得以松弛。咖啡里的亚油酸可以溶解血液凝块和阻止血栓形成。咖啡中有一种酸性物质不仅有防癌特性，还有延缓衰老的作用。咖啡是世界三大饮料之一，不仅风靡欧美，而且席卷亚洲，我国喝咖啡的人数也与日俱增。

但是，饮咖啡要讲科学，才能有利于健康，如果饮用方法不当，也会给身体带来危害。

咖啡中的咖啡因，能较多消耗体内的B族维生素。每日喝4～6杯咖啡，体内B族维生素就可显示出缺乏。过量饮用咖啡会使冠心病的发病率大大增加。如果每日喝咖啡5杯或超过5杯者，患冠心病的几率是不喝咖啡者的2～3倍。这是因为咖啡可以使人血液中的胆固醇浓度升高，喝咖啡越多，胆固醇的浓度就越高。如每日喝4~6杯的人，血液中胆固醇的浓度比不喝咖啡的人高出5%；每日喝9杯咖啡的人，胆固醇浓度可高出11%。

研究结果发现，膀胱癌的发生与嗜饮咖啡有关。男性病例中的1／4和女性病例中的1／2都喝咖啡，甚至每日只喝一杯咖啡的女性，比不喝咖啡者发生膀胱癌的危险性要大5倍。大多数膀胱癌患者是经常喝咖啡的人，很少喝咖啡或不喝咖啡而患膀胱癌的人极少。

另外，饮完咖啡后绝不能吸烟。美国专家对5万名咖啡爱好者进行调查之后得出结论，当一个人饮完一杯浓咖啡之后，绝对不能马上吸烟，因为那样容易危害人体的心脏。心血管疾病、失眠、妊娠者及胃酸过多者不要饮用咖啡。不宜在酒后饮用咖啡。乙醇（酒精）能使人体某些器官中的细胞受损，喝酒之后，乙醇大量被消化系统吸收，接着进入血液循环系统，于是就会影响胃肠、心脏、肝、肾、大脑和内分泌器官功能，并可形成体内物质代谢的紊乱，其中受害最严重的是大脑。酒与咖啡同饮，如同火上浇油，雪上加霜，使大脑从极度兴奋转入极度抑制，并刺激血管扩张，加快血液循环，极大地增加心血管负担，这样对人体造成的损害，就超过了单纯喝酒的许多倍，所以咖啡不宜在酒后饮用。

无可代替的奶类食物

奶的营养价值不但高，而且易于消化吸收，是婴幼儿的主要食物及老年人保健精品，也是患病者及体弱者的营养食品。

奶类除不含纤维素外，几乎含有人体所需要的各种营养素。

奶类是维生素B_2的良好来源，每百克含量达0.13毫克；维生素B_1和烟酸含量也不少。无机盐如钙、磷、钾等在奶中含量也较丰富。每升牛奶可提供1200毫克钙，吸收利用率也很高，所以是婴幼儿钙的良好来源，老年人防骨质疏松也应多饮牛奶。奶与蔬菜、水果一样，属于碱性食品，有助于维持人体内酸碱平衡。

奶类的蛋白质含量为2%~4%，牛奶和羊奶含量较高，达3.5%~4%，人乳含蛋白质只有1.5%。

奶类的脂肪含量为3%~4%。

奶类中胆固醇含量不多，乳汁中也含有胆固醇，但量较少，牛奶胆固醇含量为每百克13毫克，羊奶为每百克34毫克。奶中含有乳清酸，能降低血清胆固醇，所以，高脂血症、冠心病患者，完全可以喝牛奶。

奶类食品中碳水化合物含量为4%~6%，其中主要是乳糖。乳糖有调节胃酸、促进胃肠蠕动和消化腺分泌作用，还能有助于乳酸杆菌的繁殖，并抑制腐败菌的生长。因此，可以改善幼儿肠道细菌丛的分布状况。

牛奶虽好，饮之过度也会损害健康。

老年人饮牛奶过量易患白内障。因为鲜牛奶中含有较多的乳糖，乳糖在酶的作用下水解为半乳糖，血液中吸收了过多的半乳糖后可在眼晶状体内蓄积，影响晶体正常代谢，使晶体蛋白发生变性，从而失去透光性，形成老年白内障。

法国保健和医学研究所的专家埃尔·亨利罗朗及其助手经过十余年的深入研究发现，奶里含有一种名为酪蛋白的蛋白质，它能生成一种对血管非常危险的分子——高半胱氨酸。这种分子损害血管的弹性组织，从而使脂类特别是胆固醇极易积淀在血管壁上，以致血管逐渐阻塞，最终导致动脉硬化。因此，饮牛奶过量易导致动脉硬化，诱发血管疾病。

适量饮用牛奶有益于人体健康，过量饮用则会走向反面。那么，人们到底每日饮用多少牛奶合适呢？营养学家们指出，人体每日饮牛奶量应控制在500毫升以内，最适宜的饮奶量为200～400毫升，即每日两小杯。

🧠 喝牛奶的禁忌

牛奶虽然有很高的营养价值，但并不是每个人都适宜喝。喝牛奶时还应注意以下几点。

（1）加糖不宜过多。牛奶加糖不要超过10%，否则，不但不易被消化吸收、营养价值有所下降，而且还会滞留在消化道中，影响肠胃功能。

（2）牛奶可加热，但不要煮沸。牛奶在煮沸后维生素会被破坏，而且钙会形成磷酸钙沉淀，影响营养素被人体吸收。

（3）牛奶富含钙，不需再加钙。"加钙奶"、"高钙奶"都没有必要，而且过量的钙还会与牛奶中的酪蛋白结合成凝固物，反而使营养丧失。

（4）早餐不要只喝牛奶。因为空腹喝牛奶会加速胃肠蠕动，造成吸收不良。平衡膳食原则要求膳食由多种食物组成，早餐如果能同时吃面包、糕点等，就会使营养更加平衡，并提供更多的热量，保证脑力和体力劳动的能量充足。

（5）喝牛奶时不要吃巧克力。因为巧克力中的草酸会与牛奶中的钙结合成草酸钙，使钙无法被充分利用。

（6）牛奶不要与药同时吃。因为牛奶会与许多药物发生反应，降低药效，有时还会形成新的有毒物质。

早晚喝杯酸奶，提升肠动力

酸奶，想必是诸多女性朋友的挚爱，经常喝酸奶的人，能够令身材保持窈窕，皮肤也会白皙细嫩，几乎不用担心斑、痘、纹一类严重影响女人美丽的东西。可能有人会感到惊讶，自己平时没怎么当回事的酸奶，竟然还有着这么神奇的效果。

是的，这是因为一位漂亮、看起来年轻而又充满活力的女人，身体一定是无毒素堆积的。除了皮肤、肝脏、气血运行的通道等是毒浊容易滞留、堆积的地方，肠道更是毒素在人体里藏身的好处所。通常，我们的肠道中共生着无数的菌落。它们主要分为三大类：双歧杆菌、乳酸杆菌等帮助人体维持健康的菌体；大肠杆菌、大肠球菌等在特殊情况下对人体有害，正常情况下对人体有益的菌类；另外还有葡萄球菌、绿脓杆菌等。它们各自的量比较均衡的时候，便可以在我们的肠道里和平共处，帮助人体合成维生素，促进肠动力以提高人体消化吸收的功能。但是，当它们的含量失衡的时候，即有害细菌占优势，有益细菌越来越少，就会导致肠道内垃圾堆积，毒素累积，进而影响女人的容颜和健康。

而酸奶富含益生菌，可增加肠道内双歧杆菌、乳酸菌的数量。乳酸菌是肠道清道夫，它能在肠内定居，使肠道菌相的构成发生有益变化，促进体内消化酶的分泌和肠道蠕动，清除肠道垃圾、抑制腐败菌的繁殖。双歧杆菌则具有维护肠道正常细菌菌群平衡，在肠道内合成维生素、氨基酸，抑制病原菌的生长，防止便秘，抗肿瘤，提高机体对钙离子的吸收，降低血液中胆固醇水平，提高消化率，增强人体免疫机能等多种功效。同时，酸奶中还含有多种酶，可以促进人体对食物的消化和吸收。可以毫不夸张地说，酸奶就是我们提升肠动力的法宝，有了它的帮忙，肠道内的垃圾和毒素想滞留都难。每天早晚都来一杯酸奶，便会肠动力十足，身体对营养的消化吸收、对毒素的排泄就会非常顺畅，所以很少被斑痘、便秘等毛病缠身。身体清爽了，气色、肌肤、身材和精神状态当然也就能够处于良好的状态了。

还有一点也很重要，酸奶由纯牛奶发酵而成，发酵的过程使酸奶更易消化和吸收，发酵后产生的乳酸，可有效地提高钙、磷在人体中的利用率，所以酸奶中的钙、磷更容易被人体吸收。

虽然酸奶对女人有种种好处，不过它的饮用数量和时间是比较有学问的。正常女性每天饮用1～2杯酸奶（250～500克）为好，早晚各一杯比较理想。同时，在饮用酸奶的过程中还要注意以下四个方面。

1. 空腹不宜喝酸奶

通常，人的胃液pH值在1～3之间，空腹时的pH值在2以下，而酸奶中活性乳酸菌生长的酸碱度值在pH5.4以上。空腹喝酸奶，乳酸菌会被胃酸杀死，营养价值大大降低。一般来说，饭后2小时内饮用酸奶，可以最大限度地保证营养被吸收效果最佳。

2. 酸奶不能加热喝

酸奶一经蒸煮加热后，所含的大量活性乳酸菌就会被杀死，其物理性状也会发生改变，产生分离沉淀，酸奶特有的口味和口感都会消失。酸奶最有价值的物质就是酸奶里的乳酸菌，它不仅可以分解牛奶中的乳糖，从而产生乳酸，使肠道的酸性增加，且有抑制腐败菌生长和减弱腐败菌在肠道中产生毒素的作用，如果把酸奶进行加热处理，酸奶中的乳酸菌会被杀死，其营养价值和保健功能便会降低，因此饮用酸奶不能加热。夏季饮用宜现买现喝，冬季可在室温条件下放置一段时间后再饮用。

3. 酸奶最宜饭后喝

喝酸奶的时间最好在饭后，因为这时人肠胃中的环境最适合酪氨酸生长，能够让它发挥更多的健康功效。

4. 不能用酸奶服药

用酸奶代替开水服药是不正确的习惯，应加以改正。特别是不能用酸奶服用氯霉素、红霉素、磺胺等抗生素及具有治疗腹泻作用的一些药物，因为这些药物同样也会破坏或杀死酸奶中的乳酸菌。

酸奶是国际卫生组织推荐的六大健康食品之一，还具有"长寿食品"的美誉。每天合理地喝上两杯酸奶，肠动力足了，吸收、消化、排泄样样无阻，你将轻松地收获美丽与活力。

茶，你喝对了吗

饮茶是中国人传统的养生之道，医学研究表明，饮茶可止渴、消食、除痰、明目、利尿、除烦、去腻、防癌、提神、延年益寿。如今，茶文化已经传遍世界，受各国人民所欢迎。然而，很多人却不知道，饮茶实际上是一门大学问，方法不对不仅起不到好作用，反而于身体不利。

有人认为，酒后饮茶能解酒，殊不知，这是一个误区，酒后饮茶不仅解酒无效，而且还会伤及脏腑。现代医学认为，饮酒后，酒中乙醇通过胃肠道进入血液，在肝脏中转化为乙醛，乙醛再转化为乙酸，乙酸再分解成二氧化碳和水排出。酒后饮茶，茶中的茶碱可迅速对肾起利尿作用，从而促进尚未分解的乙醛过早地进入肾脏。乙醛对肾有较大刺激作用，所以会影响肾功能，经常酒后喝浓茶的人易患肾病。不仅如此，酒中的乙醇对心血管的刺激性很大，而茶同样具有兴奋心脏的作用，两者合二为一，更加强了对心脏的刺激，所以心脏病患者酒后喝茶危害更大。

那么，究竟什么时候是饮茶的最佳时间呢？从营养学的角度来看，应该是在饭后一小时。首先，饭前不宜饮茶。因为这样会冲淡唾液，使饮食无味，还能暂时使消化器官吸收蛋白质的功能下降。其次，饭后也不能立即饮茶，因为茶中含有鞣酸，能与食物中的蛋白质、铁质发生凝固作用，影响人体对蛋白质和铁质的消化吸收。等到饭后一小时，食物中的铁质已经基本吸收完，这时候喝茶就不会影响铁的吸收了。

不仅喝茶时间有讲究，什么时间喝什么茶也有讲究。营养专家建议，上午喝绿茶，下午喝乌龙茶，晚上喝普洱茶。绿茶又称不发酵茶，较多地保留了鲜叶内的天然物质，属于茶中之阳，上午喝绿茶可使阳气上升，心神俱旺，并助脾胃运化水谷精微，使心脑得到滋养。午后阴气渐升，脾胃功能较上午有所减弱，而中午的食物一般又多油腻，而乌龙茶属于半发酵茶，可刺激胰脏脂肪分解酵素的活性，减少糖类和脂肪类食物被吸收，促进脂肪燃烧，降低血液中的胆固醇含量。因此，下午喝乌龙茶可健脾消食，促进消化，对于健运脾胃，防病养生很有好处。而在夜间阳气趋于里，气机下降，人体在一天的劳作之后，需要调养心神、脾胃，为第二天的工作养精蓄锐，中医认为"胃不和则卧不安"，经过发酵后再加工的普洱茶进入人体肠胃，会形成一层膜附着在胃的表层，对胃产生保护作用，长期饮用普洱茶可护胃、养胃。

饮酒有哪些禁忌

酒，古人称为"天之美禄"，意思是上天赐给人们最美好的东西，对于一个健康的人来说，少量饮酒尤其是一些低浓度的酒对健康起着重要的作用。从现代营养学来看，这个观点也立得住。白酒自身含醇量的影响，营养价值有限，但黄酒、葡萄酒、啤酒却含有丰富的营养物质。其中黄酒就含有21种氨基酸，所含氨基酸量达5647克/升，是啤酒的5～10倍，是葡萄酒的1.3倍。啤酒含有少量酒精外，还含有水化合物、蛋白质、多种氨基酸、维生素、钙、磷、铁等微量元素，所以被人们称之为"液体面包"。

当然，任何事情都要有个章法，饮酒也不例外，饮得科学自然于健康有益，饮得不对也会伤身。饮酒主要有以下几点禁忌。

禁忌一：空腹不宜喝酒

空腹喝酒易醉，空腹虽然不会影响肝脏两种酶的含量水平，但由于空腹时饮酒，酒精吸收过快，肝脏内的两种酶便相对不足，来不及充分发挥其"解酒"作用，所以容易醉酒。

禁忌二：睡前不宜饮酒

不少人认为，睡前饮酒可以助眠，尤其是失眠者，不少人常用饮酒来帮助入睡，其实这种做法非常有害。饮酒虽可暂时抑制大脑中枢神经系统的活动，使人加快入睡，但酒后的睡眠节律与生理性睡眠完全不同。酒后大睡时，大脑活动并未停止，甚至比不睡时还活跃得多，因而在酒后醒来的人常会感到头昏脑涨及头痛。经常夜间饮酒成习者，还可能导致酒精中毒性精神病、神经炎及肝脏疾病等。

禁忌三：酒后不宜喝咖啡

在饮酒后，酒精很快会被消化系统吸收，接着进入血液循环系统，影响胃肠、心脏、肝肾、大脑和内分泌系统，并导致体内糖代谢、蛋白代谢、脂肪代谢紊乱，其中受害最直接、最严重的就是大脑。而咖啡的主要成分咖啡因，有刺激中枢神经和肌肉的作用，还会加快新陈代谢。如果酒后再喝咖啡，会使大脑从极度抑制转入极度兴奋，并刺激血管扩张，加快血液循环，极大增加心血管的负担，对人体造成的损害会超过单纯喝酒的许多倍，甚至诱发高血压，如果再加上情绪激动、紧张，危险性会更大。

禁忌四：酒后不宜性交

现代医学研究证明，酒是刺激性很强的物质，易引起性器官充血兴奋，使人失去自制能力，必欲竭其精而后快，致使恣欲无度，肾精耗散过多。现代免疫学家认为，长期的"醉以入房"，会使人体免疫系统的调节功能减退；因为性交频繁，能引起高度的全身性兴奋，从而促使人体能量的高度消耗，器官功能的适应性减弱。"醉以入房"，不仅影响到自身，还会严重损害下一代的健康与智力发育，有人调查发现，因"醉以入房"怀孕的胎儿，出生后易引起精神失常、高血压、溃疡病等多种疾患。

禁忌五：酒后不宜马上洗澡

酒精对肝脏在糖代谢方面的作用，能阻碍肝脏对葡萄糖储存的恢复。因此，酒后洗澡会使肝脏来不及补充血液中消耗的葡萄糖。洗澡时皮肤血管扩张和酒精对血管的扩张作用，极易导致血压下降，容易使人发生虚脱或休克。另外，酒后洗澡还会因眼部充血而发生眼疾。因此酒后不要马上洗澡。

那么，什么时候饮酒比较合适呢？营养专家认为，每天下午两点以后饮酒较安全。一天中的早晨和上午不宜饮酒，尤其是早晨最不宜饮酒。因为在上午这段时间，胃分泌分解酒精的酶——

酒精脱氢酶浓度最低，在饮用同等量的酒精时，更多地被人体吸收，导致血液中的酒精浓度较高，对人的肝脏、脑等器官造成较大伤害。下午2点之后，尤其是在下午3至5点，不仅人的感觉敏锐，而且由于人在午餐时进食了大量的食物，使血液中所含的糖分增加，对酒精的耐受力也较强。同时，人体肝脏中乙醇脱氢酶的活性升高，酒精更容易被代谢掉。不过，饮酒也不能太晚，因为晚上9点半之后，越往深夜，肝脏的解酒能力就越低，对身体不利。

第**5**章

三餐吃好，强身健体人不老

维多利亚宣言提出："合理饮食是健康基石。"

三餐吃得正确，进而形成良好的生活方式，可使全球人均寿命增加9岁。其中，发达国家人均增加4岁，而包括中国在内的发展中国家可增加近16岁。

不得不提的饮食习惯

饮食习惯对人的影响很大。科学家研究发现，良好的饮食习惯可以保护大脑和脑血管，降低中风和记忆力减退的发生率。

人体是一个高度精确、环环相扣、充满奥妙的能量体，它有着一种令人惊叹、功能强大的"防御力和自愈力"；每个人从物质结构来说都大同小异，而对身体的使用程度不同，造成了人群之间体质千千万万的差异。就好比笔在每个人的手中大同小异，写出来的字和描出来的画却千差万别。然而，身体的能量是超乎想象的。只要你能充分发挥其作用，别说神经退行性疾病、癌症、脑血管病等让人痛苦的重症，甚至连感冒这样的小病都很少发生。

看看那些寿星们是怎么生活的，第五届中国十大寿星榜的寿星们大都跨过了三个世纪，很少生病，几乎没有住过院。他们的共同点是：心态好、不闲着；生活规律，日起而作，日落而歇；饮食简单，蔬菜瓜果。127岁的阿丽米罕是个歌舞高手，长年赤脚走路（自然足底按摩）；而120岁的田龙玉的长寿秘诀则是："一天只吃两餐饭，每餐非常节制，只吃七分饱。早饭9点，晚饭6点，无论冬夏，晚7点准时就寝。"

随着科技的发展，医疗水平越来越高，人们也越来越关注自身的健康。然而，疾病的种类并没有因此而减少，疾病的发病率也没有因此而降低。如今医院里常常人满为患，疾病在茫茫人海中遍地开花。30年前，我们听到糖尿病患者，就像听到外星人一样稀奇，癌症是少之又少，抑郁症更是闻所未闻。而今天，糖尿病患者比比皆是，癌症也司空见惯，抑郁症更是不足为奇。

人们之所以会被病痛不停地攻击、折磨，而不能很好地拿起"防御力"和"自愈力"的武器，很大程度上要归咎于不当的生活方式和饮食习惯。

你可知道，在西方的饮食和生活方式没有传入中国之前，中国女性几乎没有更年期症状或乳腺癌（这要感谢中药和豆类食品）。同时，中国男人也几乎没有前列腺癌（在中国农村，男性前列腺癌患者的比例小于1/20000），而就在当时，英国的男性前列腺癌发病率已赫然高于1/10。

同时，儿童患糖尿病的风险也比欧洲儿童小很多，而那些习惯吃鱼的地区，心脏病和抑郁症发病的几率更小。你可以想一下，现在的饮食方式和以前很少患这些病的年代有哪些不同？快餐、油炸、零食、烟酒、咖啡……西方饮食习惯的传入只是一个方面，社会的发展使可供选择的娱乐方式增多，食品安全问题的暴露，各种辐射如慢性病毒长期侵入，生活节奏与汽车速度平行加快等都是威胁健康的危险分子。在这样一个年代，更需要高度的自制力去维持良好的生活饮食习惯。思维决定了一个人能走多远，而饮食决定了一个人能跑多快。人们往往愿意投注大量的精力和时间去拓展思维、发展事业，然而却忽略了健康最原始的源泉——饮食习惯。

那些食物所提供的"快乐战士"5-羟色胺、"爱情激素"

多巴胺、"打或者跑"的启动因子去甲肾上腺素，以及"记忆超人"乙酰胆碱，这些是一个人敏捷思维背后持续稳定、风驰电掣的神经递质"货物流"。

时间是珍贵的，是一去不复返的。你每天呼吸过的空气、喝过的水、吃过的食物，同样是一去不复返的。人可以同时吃两种不同的食物，但没有人可以两次吃完全相同的食物。

每个人在饮食面前，都只有一次机会。

如果你想成为才华横溢、能言善辩、妙笔生花的那一种人，优质食物（鱼、鸡肉、精瘦牛肉、鸡蛋、豆类、新鲜蔬果、坚果等）无疑是一个极佳的选择，这些食物随血液历经层层筛选入脑，带着你创造了每一天的"丰功伟绩"。

从《中国民民膳食指南》说三餐健康

1968年，瑞典提出名为"斯堪的那维亚国家人民膳食的医学观点"的膳食指导原则，对人们的健康产生了积极的效果，于是世界卫生组织和联合国粮农组织建议各国仿效，随后相继有20多个国家公布了各自的《膳食指南》。

我国政府于1989年首次发布了《中国居民膳食指南》，在1997年4月，再次发布了修改后的新的膳食指南。2007年国家卫生部委托中国营养学会制定了《中国居民膳食指南》（2007），体现了国家对提高国民的健康素质的极大关注。

为了更加科学地指导我国居民合理选择、搭配食物，以及吃得更健康、更放心，国家卫生计生委于2016年5月13日发布了《中国居民膳食指南》（2016），书中结合中华民族饮食习惯及不同地区食物可及性等多方面因素，并且参考其他国家膳食指南，制定出了符合我国居民健康状况和基本需求的膳食指导建议。

新版指南由一般人群膳食指南、特定人群膳食指南和中国居民平衡膳食实践三部分组成，书中针对2岁以上的所有健康人群提出了6条核心推荐，其基本内容如下。

一、食物多样，谷类为主。

二、吃动平衡，健康体重。

三、多吃蔬果、奶类、大豆。

四、适量吃鱼、禽、蛋、瘦肉。

五、少盐少油，控糖限酒。

六、杜绝浪费，兴新食尚。

食物有七色，功效各不同

科学研究发现，不同颜色的食物所含的营养成分和具有的功效有所不同，每种颜色的食物对免疫系统的作用也不同。下面我们就介绍七种不同颜色的食物的特殊功效，让你在满足口福的同时，也使身体获得最均衡的营养。

黄色食物——维生素C的天然源泉

黄色食品是高蛋白、低脂肪食品中的佳品，最适宜患有高脂血症的中老年人食用。黄色源于胡萝卜素和维生素C，二者功效广泛而强大，在抗击氧化、提高免疫力、维护皮肤健康等方面更有协同作用。

玉米和黄豆是黄色食品的代表。玉米提供碳水化合物、膳食纤维和B族维生素等，可刺激胃肠蠕动，加速粪便成形和排出，防治便秘、肠炎和肠癌，还可调节血脂，在一定程度上预防高血压和冠心病的发生。香蕉是很好的垃圾清理剂，能强化消化系统功能，并且还可以将血液毒素及时清除。

红色食物——添加能量

红色食物有助于减轻疲劳、驱寒，并且让人精神焕发，充满力量。红色源于番茄红素、胡萝卜素、铁、部分氨基酸等。红色食物对治疗男性的前列腺炎有益。

红豆、红薯等是优质蛋白质、碳水化合物、膳食纤维、B族维生素和多种无机盐的重要来源，可弥补大米、白面中缺失的营养，经常食用可提高人体对主食中营养的利用率。不过进食过量会引起不安、心情暴躁，使人易怒，所以切记要适可而止。

绿色食物——肠胃的天然"清道夫"

大部分的绿色食物都含有纤维素，可以让肠胃得到清理，从而防止便秘，降低直肠癌的发病率。另外，常吃绿色食物能让我们的身体保持酸碱平衡的状态，在更大程度上避免癌症的发生。另外，绿色食品还有缓解压力、预防偏头痛的功能。

紫色食物——延年益寿

甘蓝、茄子以及紫菜都是含碘丰富的食品。另外，葡萄中还富含维生素B_1、维生素B_2，可以加速血液循环，保护心脏。同时，某些紫色食品还具有壮阳的功效，比如洋葱。

蓝色食物——稳定情绪

蓝色的食物并不常见，主要包括蓝莓及一些浆果类食物。从营养学角度来看，蓝色食物具有镇定作用，情绪紧张时可以吃一些。不过，吃得太多也会过犹不及，导致情绪低落。为了避免这种情况，可以配合橙色食物吃。

黑色食物——益脾补肝

黑色的食物都是滋阴的佳品。蘑菇中含有促进皮肤新陈代谢和抗衰老的抗氧化物质——硒，它有助于加速血液循环，防止皱纹产生。另外，黑米中含有18种氨基酸，还含有铁、锰、钙等多种微量元素。而黑芝麻中的维生素E含量极丰富，具有益脾补肝的作用。

白色食物——蛋白质和钙质的丰富源泉

通常说，白色食品如豆腐、奶酪等是钙质丰富的食物，吃白色食物可以强壮骨骼。同时，各种蛋类和牛奶制品还是富含蛋白质的优质食品，而我们常吃的白米则富含碳水化合物，是饮食金字塔坚实根基的一部分，更是身体不可或缺的能量之一。

菜的颜色影响营养价值还反映在同类蔬菜的不同品种中，例如红皮甘薯的营养价值高于白皮甘薯，黑木耳所含维生素高于白木耳，红色胡萝卜所含胡萝卜素高于黄色胡萝卜。另外，即使是同一株蔬菜，因不同部位的颜色深浅有别，其营养价值的差异也甚为悬殊，例如葱的绿色部分所含维生素是葱白部位的4～5倍，芹菜绿叶所含维生素C是茎白部位的4倍以上。

看到食物中的这些大学问后，你应该明白饮食需好"色"的重要性了吧。

均衡膳食，为免疫力加油

世界上没有一种食物可以提供身体需要的所有营养素，人们只能通过选择各种食物来摄取多样的营养，从而维持免疫系统的正常工作。据有关专家分析，人体需要的营养成分多达四十多种，一旦饮食吃得不均衡，又有偏食及挑食的不良习惯时，就容易陷入营养失调或免疫力低下。

人们要注重膳食平衡。所谓平衡膳食，是指膳食中所含的营养素种类齐全、数量充足、比例恰当，膳食中所供给的营养素与机体需要保持平衡。平衡膳食不仅能满足机体的各种生理需要，也能预防多种疾病的发生。

膳食的平衡需具备以下两个特点。

1. 摄取的食物要多样化

我们知道，各种食物中所含的营养素不尽相同，而人体需要多种营养素，因此需要吃各种食物，如果只吃一两种或少数几种食物，是不能满足人体的营养需求的，如果长期摄入单调的营养物质就对生长发育和身体健康十分不利。

2. 各种食物的比例要合适

人体需要的各种营养素在人体内发挥作用是互相依赖、互相影响、互相制约的。如人体需要较多的钙，而钙的消化吸收必须有维生素D参与完成。维生素D是脂溶性维生素，如果肠道里缺少脂肪，它也不能很好地被肠道吸收，只有在吃维生素D的同时，吃一定数量的脂肪，维生素D才能被吸收。而脂肪的消化吸收，必须有胆汁才能发挥作用，胆汁是肝脏分泌的，要使肝脏分泌胆汁，又必须保证蛋白质的供给。

那么，蛋白质、脂肪、糖这三大营养素又是怎样相互作用的呢？如果人摄入的糖和脂肪不足，体内的热量供应不够，就会分解体内的蛋白质来释放热量，以补充糖和脂肪。但蛋白质是构成人体的"建筑材料"，体内缺少了它，会严重影响健康。如果在摄入蛋白质的同时，又摄入足够的糖和脂肪，就可以减少蛋白质的分解，而充分利用它来修补和建造新的细胞和组织。由此可见，各种营养素之间存在一种非常密切的关系，为了使各种营养素在人体内充分发挥作用，不但要注意各种营养素齐全，还必须注意各种营养素比例适当。

总之，为了保证身体的健康，我们必须保持食物种类的丰富性与营养物质的互补和平衡，这样才能为健康加分，为生命注入活力。

餐桌上健康免疫的"金字塔"

"民以食为天，健以食为先"，为了从日常饮食中获取更多的营养，增强自身的免疫力，我们也学会挑剔食物的营养，学会在食物的营养之间取舍，这些观念直接影响着人类的免疫健康。

二十多年前，美国农业部开始根据《美国人饮食指南》建立了日常食物金字塔，后来又推出了新版食物金字塔，纠正了过去的一些疏漏。据悉，金字塔的建造者，包括科学家、营养师、职员以及顾问。哈佛大学公共健康学院的专家们依靠所获得的最科学的证据，根据食物与健康之间的关系，建立了新的健康饮食金字塔。它修补了美国农业部食物金字塔的基础漏洞，在关于吃什么的问题上，提出了更好的建议。

健康饮食金字塔是建立在每日运动和控制体重的基础之上的，因为这两个因素对人们保持健康来说，十分重要。它们也会影响到人们吃什么和如何吃的问题，以及人们吃的食物如何影响自身的健康。从健康饮食金字塔的底座往上看，其中包括以下几点。

底架：多吃谷麦类，如面包、米饭等

功能：供应热能，补充消耗，保持体温。

营养成分：含淀粉质、少量B族维生素及植物性蛋白质；全麦食物含纤维素。

健康摄取量：常被人们作为主食，自然总摄取量远高于其他类食物。

第二层：多吃水果蔬菜

功能：增强抵抗能力，维持细胞健康，防止便秘。

营养成分：含丰富维生素A和维生素C，各种矿物质及纤维素。

健康摄取量：多吃蔬菜水果对健康与美容均有益，蔬菜每日最少7两，水果每日最少2~3个。

第三层：适量进食鱼类、蛋类、家禽、全瘦肉类、豆类、乳类

功能：肉类等可助生长发育，维持新陈代谢，奶类有助于牙齿及骨骼健康。

营养成分：肉类及奶类等均含丰富蛋白质、多种维生素及脂肪；肉类中的铁质及奶类中的钙质含量特别丰富。

健康摄取量：乳类食品每日1~2杯，瘦肉、家禽类、鱼类、豆类及蛋类每日合计摄取3~7两。

架顶：尽量少吃高脂肪、高糖分的食物

功能与养分：脂肪与糖直接或间接提供人体生理运行及活动所需热能，在一定限度内对身体有利，摄取过多则有害。

健康摄取量：其他层类的食物中所含的脂肪与糖分一般已能满足人体所需，故应尽量避免额外进食。

只要我们注意在餐桌上构建起健康的饮食"金字塔"，就一定可以吃得更营养、更健康。

早、中、晚，黄金配制餐桌上的三餐

营养学家一致推崇膳食要均衡，在这样一个物质丰富的时代，健康地吃绝不是把粮、油、蛋、菜、不负责任地分配给舌头和胃，而应懂得如何让身体的免疫系统运转得更健康、更长久。毫不夸张地说，我们的身体实际上是由食物造就的。所以你每天一定要关注你的三餐营养是否均衡，同时要坚持少肉、少油、少盐；遵循"早餐要吃好、中餐要吃饱、晚餐要吃少"的原则。

早餐：并非可有可无

许多人没有吃早餐的习惯，认为早餐可有可无。他们这样

想不仅错了，而且是大错特错。不吃早餐没有使身体在适宜时间段吸收到相应的营养，会导致种种疾病的滋生，轻则使人感到疲劳，反应迟钝，注意力不集中，精神委靡，重则可能引起消化道疾病及胆结石、肥胖症、心血管疾病等。

因此，"早餐吃得像国王"，米粥、全麦面包、低脂食物和高碳水化合物的合理搭配就是早餐的上上之选。吃早餐利于长寿，许多百岁老人长寿的秘诀之一就是有规律地进食早餐。

进食早餐的最佳时间是7—8点，过早进食会干扰胃肠的休息，使消化系统长期处于疲劳应战的状态，扰乱肠胃的蠕动节奏。所以，在7点左右起床后20~30分钟再吃早餐最合适，因为这时人的食欲最旺盛。另外，早餐与中餐间隔4~5小时为好，也就是说早餐最好在7—8点之间。

午餐：补充全方位的营养

午餐是每日饮食中最主要的一餐，发挥着重要的"承上启下"作用：既要补偿早餐后至午餐前约4~5个小时的能量消耗，又要为下午3~4个小时的工作和学习做好必要的营养储备。如果午餐不吃饱吃好，人往往在繁重工作数小时后（特别是下午3~5点钟）出现明显的低血糖反应，表现为头晕、嗜睡、工作效率降低，甚至心慌、出虚汗等，严重的还会导致昏迷。

午餐食物的选择大有学问。午餐所提供的能量应占全天总能量的35%，这些能量来自足够的主食、适量的肉类、油脂和蔬菜。与早餐一样，午餐也不宜吃得过于油腻。具有抗衰老、抗癌作用的西蓝花、包含丰富蛋白质的鱼肉、降脂圣品洋葱、具有抗氧化效果的豆腐、利于保持活力的卷心菜和美容养颜的水果蔬菜等六类食物是午餐的最佳选择。

吃午餐时可以有意识地选择食物的种类，尽量保持营养均衡。

晚餐：科学配餐，才能有效防病

晚餐搭配不科学是导致疾病丛生的重要原因之一，因此要重视晚餐的营养搭配。

晚饭宜量少，这是决定健康的重要因素。不过，随着工作和生活节奏的加快，越来越多的人对早饭和午饭忽视或者弃而不顾，却在晚饭时大吃特吃，以弥补一天的能量损失。这往往极大地损害了人体的健康，导致肥胖症、糖尿病等众多疾病滋生。所以我们说"要吃穷人一样的晚餐"，就是吃得简单一点，不要大鱼大肉的，熬点粥，做点清淡的蔬菜，吃到七八分饱就可以了，这样不仅身体舒服，也不容易发胖。

健康晚餐需遵循几条原则：

傍晚6点左右吃晚餐最合适；

晚餐吃素可防癌；

晚餐避甜防肥胖；

晚餐适量睡得香。

不吃早餐的风险

国外营养学家在1965年对6934名年逾六旬男女老人的早餐及其生活方式进行了调查，并在此之后的20年中，继续对这些老人进行追踪，结果表明，坚持吃正常早餐的老人，其长寿者要比不吃早饭的老人多20%。他们在年过八旬和九旬的老年人们身上发现了一个共性：从青少年时代开始，他们每天都坚持吃一顿丰盛的早餐。

来自日本研究机构的数据，显示在9~11岁的孩子中，吃早餐的孩子注意力要高于不吃早餐的孩子，同时，以生活在大学宿舍里的学生为研究对象，发现吃早餐的学生要比不吃早餐的成绩好。

从中医理论角度来说，早上7：00—9：00是脾经工作的时间，这时进餐有利于消化和吸收。早上是大脑最缺乏能量的时候，吃顿早餐好好补充下能量，大脑才能清醒过来，思维才能活跃。如果你想更健康些，不妨尝试吃早餐！

现在城市里有相当数量的人不吃早饭就上班，长期这么做，无疑会对身体带来损害。

不吃早饭上班，空腹时间过长。如从头一天19点进晚餐，以4小时胃全部排空计算，至次日12时进午餐，空腹持续时间长达13个小时。这样由于体内各种脏器的生理活动，细胞的新陈代谢和工作时体力、脑力的消耗，能量处于入不敷出的亏损状态，长此以往，将损害脏器功能，还可产生胆石症和过早衰老。

研究结果表明，吃早饭的人比不吃早餐的人，心脏病发作的可能性要小。临床也证实，早上起床后2小时内，心脏病发作的几率比其他时间高1倍左右。这种情况可能与较长时间没有进餐有关。研究血液黏稠度及血液凝结问题也发现，不吃早餐的人血液黏稠度增加，使流向心脏的血液量不足，因而易引起心脏病发作。

不吃早饭使人发胖。不吃早饭，实际上是实行了少餐制，即两餐制。因为上午饿得透，中午就吃得多，使多余的热量转变成脂肪沉积起来。如果晚餐又很丰盛，油水较大，由于晚上人体血液中胰岛素含量升至高峰，就将多余的能量贮存起来，使人日益发胖。

研究还显示，不吃早饭的人，血中胆固醇比吃早餐的人要高33%左右。胆结石的发生也与不吃早餐关系密切，因为空腹过久，胆汁成分发生变化，胆酸含量减少，胆固醇相对增高，这就形成了高胆固醇胆汁。如果不进食早餐，久而久之，胆汁中的胆固醇达到饱和，在胆囊里成为结晶沉积下来，就可发生胆结石。

为了身体健康，预防疾病的发生，一定要吃早饭。只有这样才能适应工作的需要，使精力旺盛、精神饱满。

理想早餐应注意

既然早餐一定要吃，那么如何吃才是科学理想的呢？其实，进食无非要注意两点。

1.就餐时间

早饭一定要吃，但什么时候吃呢？有些人说，既然是早饭，当然吃的越早越好，这些人吃早饭的时间一般都在五六点钟，别人还在梦乡的时候。也有些人说，一起来就吃早饭难受，而且也吃不下，所以往往是先买了早饭等到十点来钟再吃。其实以上两种做法都是错误的，前面我们说七点到九点是胃经当令之时，这个时候吃早饭最好，既能保证营养吸收，又不会使人发胖。

2.食物选择

中医讲究"早吃咸晚吃甜"，因为咸入肾，早吃咸会调动人的肾精和元气，提高人的精气神，精神一整天。所以我们早饭尽量吃些咸味的东西，实在不行就喝上一杯淡盐水。

此外，要想让早上吃的食物迅速转变成血液津精，源源不断的供给全身的每一个器官，就避免饼干、面包之类的干食，因为经历了一夜的消耗，人体的各种消化液已经分泌不足，此时如果再食入饼干、面包等干食，就会伤及胃肠的消化功能，降低血液津精的生成与运输。

西方的营养学里有一种叫"要素饮食"的方法，就是将各种营养食物打成粉状，进入消化道后，就是在人体没有消化液的情况下，也能直接吸收。所以我们早饭要吃粥、豆浆之类的"流食"。

需要大家特别注意的是，早饭千万不能吃油炸食物。因为油炸类食品脂肪含量高，肠胃难以承受，容易出现消化不良，还易诱发胆、胰疾患，或使这类疾病复发、加重。此外，多次使用过的油里往往会有较多的致癌物质，如果常吃油炸食品，可增加患癌症的危险。

每日饮食以午餐为主

经过一个上午紧张的工作或学习，从早餐获得的能量和营养不断被消耗，需要进行及时补充，为下午的工作或学习提供能量。因此，午餐在一天三餐中起着承上启下的作用。午餐提供的能量应占全天所需总能量的30%～40%。

俗话说，"早吃好，午吃饱，晚吃少"，恰恰强调了午餐的重要性。当然，"吃饱"不是目的，而是为身体提供充足的营养，那么，怎样才能做到这一点呢？根据营养专家分析，一份健康的午餐应具备以下元素。

1. 选择不同种类、不同颜色的蔬菜类。

2. 食物应以新鲜为主，因为新鲜食物的营养价值最高。

3. 多进食全麦食品，避免摄入过高热量和脂肪。

4. 应尽量少食盐。

如果长时间坚持上述健康的饮食方式，不仅患疾病的几率降低，而且还有可能比预期寿命延长15年。

有关专家根据以上基本原则，结合上班族的客观状况，提出了工作午餐的"五不主义"，相信更具有切实的指导意义。具体如下。

1. 不能只吃水果

有些女性上班族为了让自己苗条一些，中午就用水果代替正餐。殊不知大部分水果的铁、钙含量都较少，如果长期拿水果当正餐吃，营养就会不均衡，还易患贫血等疾病。所以，奉劝这类拿水果当午餐的上班族，一定要改变这个不良习惯，以免影响自己的健康。

2. 不能吃得过快、过饱

午饭吃得过快，不但不利于机体对食物营养的消化吸收，还会影响胃肠道的"加工"负担。如果吃饭求速度，还将减缓胃肠道对食物营养的消化吸收过程，从而影响下午脑力或体力工作能力的正常发挥。同样，如果吃得过饱的话，也会加强胃肠的负担，不利于工作，也不利于健康。

3. 不能吃得太辣

适量吃辣椒能开胃，有利于消化吸收，但不能吃过量。太辣的食品对于患胃溃疡的人就不合适，对口腔和食管也会造成刺激。吃得太多，容易令食道发热，破坏味蕾细胞，导致味觉丧失。

4. 不要喝酒

酒对人的大脑有强烈的麻痹作用，中午饮酒会降低下午的工作效率。完成不了工作，必须靠加班，这势必会造成身体的疲劳，对第二天的工作效率又会产生影响，久而久之就会形成恶性循环。所以，上班族中午最好不要喝酒。

5. 不能只吃面食

有些上班族习惯中午只吃面，方便面也好，牛肉面也罢，如果中午仅吃一碗面，其中蛋白质、脂肪、碳水化合物等三大营养素的摄入量是不够的，至于矿物质、维生素等营养素更是缺乏。再说，由于面食会很快被身体吸收利用，饱得快饿得也快，对于下午工作强度大的人来说，它们所提供的热量是绝对不够的。所以，午餐爱吃面食的上班族一定要适当的再吃点蔬菜、水果等，达到均衡营养。

理想的六种午餐食物

对于一般人来说，由于工作等客观条件的限制，午餐很难吃得更健康，但也并非绝对办不到。吃午餐时有意识地选择食物的种类，可以起到营养平衡的作用。

营养专家认为，理想的午餐食物有以下六种。

抗衰老抗痛食品——西蓝花

推荐理由：西蓝花富含抗氧化物维生素C及胡萝卜素。科学研究证明，十字花科的蔬菜是最好的抗衰老和抗癌食物。

最佳的蛋白来源——鱼肉

推荐理由：鱼肉可提供大量的优质蛋白质，并且消化吸收率极高，是补充优质蛋白的最佳选择。同时，鱼肉中的胆固醇含量很低，在摄入优质蛋白的同时不会带入更多的胆固醇。有研究表明，多吃鲜鱼还有助于预防心血管疾病。

降脂食品——洋葱

推荐理由：洋葱可清血，有助于降低胆固醇。

抗氧化食品——豆腐

推荐理由：除了瘦肉和鱼虾类食物外，豆腐也是良好的蛋白质来源。同时，豆类食品含有一种被称为异黄酮的化学物

质，是一种有效的抗氧化剂。请大家记住，"氧化"意味着
"衰老"。

保持活力食物——圆白菜

推荐理由：圆白菜也是开十字花的蔬菜，维生素C含量很
丰富，同时富含纤维，能促进肠胃蠕动，让消化系统保持年轻
活力。

养颜食物——新鲜果蔬

推荐理由：新鲜果蔬中含有丰富的胡萝卜素、维生素C和维
生素E。胡萝卜素是抗衰老的最佳元素。胡萝卜素能保持人体组
织或器官外层组织的健康，而维生素C和维生素E则可延缓细胞因
氧化所产生的老化。此外，这些富含膳食纤维的新鲜蔬果还能促
进大肠健康，帮助排毒。

当然，除此之外，午餐主食一定不能缺少，尤其是下午要
进行体力活动的人，最好多吃点米、面，其中的碳水化合物释放
能量缓慢，能够长时间地维持体力。坐在办公室里的人则应多吃
粗粮，粗粮中的膳食纤维虽然不能被人体消化利用，但能通肠化
气、清理废物，促进食物残渣尽早排出体外。

🍋 烧饭宜用开水

谷类食物中含有丰富的B族维生素，它是人类膳食中B族维生
素的重要来源。但是B族维生素对高温的耐受性较差，其损失的
程度与烧煮的时间和温度有关，烧煮的时间越长，温度越高，B
族维生素的损失也越多。

所以人们一般习惯用冷水煮饭，其实这是不科学的。有人曾
做过研究，发现米饭用冷水煮，维生素约损失67%，如用开水煮

饭，由于烹调时间较短，维生素B_1的损失就可大大减少，约比用冷水直接煮饭的损失减少10%。并且B族维生素在pH值（酸碱度）大于0的高温环境中很容易破坏。由于城市中使用的自来水中含有一定数量的游离氯，在烧煮过程中，氯气也会破坏谷物中的B族维生素，尤其是维生素B_1。自来水煮沸后，水中氯气也随之蒸发，氯对米饭中B族维生素的破坏作用也随之消失。因此，煮饭还是用开水比较好。

晚餐应清淡至上

在日常生活中，常见一些人由于白天忙于工作，晚餐时全家团聚，菜肴丰盛，吃得很饱。殊不知，长期如此进食，会带来严重后果。

营养专家认为，晚餐不能不吃，但要以清淡的食物为主。如果晚餐比较油腻，摄入多余的油脂可引起血脂升高，进而导致动脉粥样硬化和冠心病；摄入多余的蛋白质可增加胃肠、肝脏和肾脏的代谢负担，对于有肝肾疾病的患者非常有害，时间长了还会导致许多消化系统、心血管系统疾病。

除了清淡之外，营养专家建议大家晚餐还应注意以下几点。

1. 晚餐不能吃得过晚

午餐吃的食物，在胃内停留3~5小时就可消化完，如果12点吃午饭，那么到下午6点就应该吃晚饭，否则会有饥饿感。如果晚餐吃得过晚，不久就上床睡觉，不但会因胃肠的紧张蠕动难以入睡，睡着后还容易多梦，影响大脑休息。

2. 晚餐不宜吃得过饱

有的人考虑晚餐是补充早餐和午餐的不足，而且距第二天早餐时间较长，往往会多吃点。可是，人吃了晚餐后一般没有大的活动，稍休息一下就睡觉。当人体处于休息状态，而支配消化活动的迷走神经却比较兴奋，消化功能旺盛，吸收的多余糖分可转化为脂肪堆积于体内，使人发胖。晚餐吃得过饱，胃肠充盈，会压迫胰胆管开口，甚至使胆汁流入胰脏，胆汁激活胰蛋白酶原，会产生自体消化，从而导致胰腺炎。人在睡着后血流缓慢，血脂容易沉积到血管壁上，这是导致动脉硬化、冠心病的重要原因。晚餐吃得过饱，摄入大量热能，可使人的葡萄糖耐力降低，久而久之，易患糖尿病。

3. 晚餐不宜只吃干食

有的老年人怕夜间多尿，晚餐就只吃干食，不敢多喝稀饭，这对健康很不利。因为人在睡觉时血流速度减慢，体内血液中水分少会加速脑血栓的形成。

4. 晚餐不宜食用含咖啡因的饮料或食物

不少人睡不好的原因是咖啡喝得太多了。咖啡因会刺激神经系统，使呼吸及心跳加快、血压上升，它也会减少具有催眠作用的褪黑激素的分泌。早晨来杯咖啡或茶，或是午后喝罐可乐，也许能让你从睡意中振奋精神，但是一些对咖啡因敏感的人，即使只是在下午喝杯热可可，也足以使他们在午夜时分辗转难眠。此外，咖啡因的利尿作用也会使你在半夜频频跑厕所，如此一来，想睡个好觉的希望恐怕会落空。

那么，晚餐应该如何吃才科学呢？营养专家给出了五点建议。

建议一：每周七天的晚餐餐饮食谱必须保证多种花色品种，每顿晚餐需要2个素菜、1个荤菜、1个汤和1碗米饭；

建议二：每天摄入的油一般不要超过25克，即在半两以内；

建议三：健康餐饮提倡喝汤，但不宜喝茶，因为浓茶中含有大量咖啡因；

建议四：不提倡吃得太辣，但青椒可以吃，因为其中有丰富的维生素C和很好的营养成分；

建议五：餐饮中使用的调味品要少，提倡多吃自然食物，不要仅追求口感，同时，餐饮中盐分也不宜太多。

晚餐不科学，易得八种病

午餐作为正餐的习惯早已被打破，晚餐成了中国现代家庭中最重要的一顿饭。一些家庭在晚上八九点钟，甚至十点才吃晚餐。有的人加班熬夜后把晚餐和夜宵放在一起，吃完后马上睡觉。这些不好的习惯是引起多种疾病的"罪魁祸首"，其危害是不容忽视的。

晚餐摄入不当，很容易导致多种疾病，最常见的疾病有以下8种。

1. 肥胖症

晚餐过饱，血液中糖、氨基酸、脂肪酸浓度就会增高，再加之晚上人们活动量小，热量消耗少，多余的热量在胰岛素的作用下合成脂肪，逐渐使人发胖。

2. 高脂血症、高血压病

大量的临床医学和研究资料证实，晚餐经常进食荤食的人比经常进食素食的人血脂要高3~4倍。而患高脂血症、高血压病的人，如果晚餐经常进食荤食，等于火上浇油，使病情加重或恶化。

3. 糖尿病

中老年人如果长期晚餐过饱，反复刺激胰岛素大量分泌，往往造成胰岛素细胞负担加重，进而衰竭，诱发糖尿病。

4. 冠心病

晚餐经常摄入过多热量，可引起血胆固醇增高，过多的胆固醇堆积在血管壁上，久而久之就会诱发动脉硬化和冠心病。

5. 急性胰腺炎

如果晚餐暴饮暴食，容易诱发急性胰腺炎，使人在睡眠中休克，若抢救不及时，往往危及生命。如果胆道有结石嵌顿、蛔虫梗阻、慢性感染等，则更容易诱发急性胰腺炎而猝死。

6. 肠癌

晚餐过饱，必然有部分蛋白质不能被消化吸收，这些物质在肠道细菌的作用下，产生一种有毒有害的物质，再加上睡眠时肠壁蠕动减慢，相对延长了这些物质在肠道的停留时间，促进大肠癌的发生。

7. 尿道结石

研究认为，尿道结石与晚餐进食时间太晚有关。这是因为尿道结石的主要成分是钙，而食物中含的钙除一部分被肠壁吸收外，大部分排出体外。据测定，人体排尿高峰一般在饭后4～5小时，如果晚餐过晚，排尿高峰期人处于睡眠状态，尿液全部潴留在尿道中，久而久之就会形成尿道结石。

8. 神经衰弱

晚餐过饱，必然造成胃肠负担加重，紧张工作的信息不断传向大脑，使人失眠、多梦等，久之易引起神经衰弱等疾病。

饭后保健宜注意

平时人们在饮食养生保健方面关注较多，而常忽略饭后保健应注意哪些问题。饭后通常应注意以下几个问题。

（1）饭后不宜立即"百步走"。人们常说："饭后百步走，活到九十九"，其实不然。人饱餐后，为了保证食物的消化吸收，腹部血管扩张充血。"百步走"会因运动量增加，从而影响消化道对营养物质的消化吸收。

（2）饭后不宜立刻睡觉。如果饭后立即睡觉，刚食进的饭菜就会滞留在肠胃中，不能很好地消化，久而久之就会诱发胃病、肠炎等，而且会使人更发胖。入睡后，身体的新陈代谢速度降低，使热量变成脂肪，发胖难免。

（3）饭后不宜立即喝茶。因为茶叶中含有大量的单宁酸，这种物质进入胃肠道后，能使食物中的蛋白质变成不易消化的凝固物质。

（4）饭后不能马上吃水果。饭后马上吃水果，很容易形成胀气。因为水果中含有不少单糖类物质，极易被小肠吸收，若被堵塞在胃中，就会形成胀气，以致发生便秘。所以吃水果最好在饭后2～3小时，或在饭前1小时。

（5）饭后不宜急于吸烟。有人说："饭后一支烟，赛过活神仙。"其实，饭后吸支烟，祸害大无边。据专家考证，饭后吸1支烟，中毒量大于平时吸10支烟的总和。因为人在吃饭以后，胃肠蠕动加强，血液循环加快，这时，人体吸收烟雾的能力进入"最佳状态"，香烟中的有毒物质比平时更容易进入人体，加重对人体健康的损害程度。

（6）饭后不宜马上洗澡。饭后洗澡，四肢、体表的血流量会增加，胃肠道的血流量相应减少，从而使肠胃的消化功能减弱。最近又有研究指出，饭后立刻洗澡，会使腰围增粗，小腹也会日渐突出，对减肥的人，尤其不利。

（7）饭后不宜放松裤带。饭后将裤带放松，会使餐后的腹腔内压下降，消化器官的活动度和韧带的负荷量就要增加，从而容易引起胃下垂，此时容易发生肠扭转，引起肠梗阻，还促使肠子蠕动增加，出现上腹胀、腹痛、呕吐等消化系统疾病。

吃饭宜细嚼慢咽

人们常说吃饭要细嚼慢咽，不要狼吞虎咽，这是很有道理的。

（1）食物吃到嘴里，先是靠牙齿把它嚼碎，只有嚼碎了才好吞咽、消化。

（2）口腔里还有从唾液腺分泌出来的唾液（俗称口水），

加入食物中。唾液中含有淀粉酶，能消化食物中的淀粉，还有杀菌能力，只有食物中吸收了唾液才好消化。如果在吃饭时狼吞虎咽，吃进去的饭往往是囫囵吞枣，没经过牙齿嚼烂和唾液的消化，很快就从口腔咽到胃里，这样不仅尝不到食物的美味，还会增加胃肠的负担。日子久了，就会发生消化不良及胃肠道疾病，也会影响饭菜营养的吸收。

因此，吃饭时必须要细嚼慢咽，细嚼慢咽才有利于消化，有利于健康。

最营养的"一至七"饮食模式

健康饮食自然是没有一定之规，需要根据每个人的体质来进行搭配。不过，有专家根据营养学原理，制定了一个适用于中国人的"一至七"饮食模式，这里介绍给大家。

一个水果

最好每天吃一个富含维生素的新鲜水果，如苹果，长年坚持会收到明显的美肤效果。

二盘蔬菜

一个人每天应进食两盘蔬菜，而且品种尽量多一些，不要总吃一种蔬菜。这两盘蔬菜中，还必须有一盘是时令新鲜的、深绿颜色的。最好食用凉拌芹菜、萝卜、嫩莴笋叶等，以免于加热烹调对维生素的破坏。每人每天蔬菜的实际摄入量应保持在 400 克左右。

三勺素油

每人每天的用油限量为 3 勺，而且最好食用植物油，这种油所含的不饱和脂肪对光洁皮肤、塑造苗条体型、维护心血管健康大有裨益。

四碗粗饭

现代人喜欢吃精加工的主食，这其实于健康不利。每天吃 4 碗杂粮粗饭能壮体、养颜塑形。

五种蛋白质食物

营养专家建议，每人每天吃任何动物的肉（最好是瘦肉）50 克、任何种类的鱼 50 克（除骨净重）、豆腐或豆制品 200 克、蛋 1 个、牛奶或奶粉冲剂 1 杯。

六种少量调味品

每天的饮食烹饪作料，酸甜苦辣咸等主要调味品都不可缺少，它们分别具有使菜肴增加美味，提高食欲，减少油腻，解毒杀菌，舒筋活血，保护维生素 C、减少水溶性维生素的损失，维持体内渗透压和血液酸碱平衡，保持神经和肌肉对外界刺激和迅速反应能力，以及调节生理和美容健身等不同功能。

七杯开水、茶水和汤水

营养专家建议，每天喝水不少于 7 杯，以补充体液、促进代谢、增进健康，也可用其他饮品代替，但要尽量少喝加糖或带有色素的饮料。

这套"一至七"饮食模式在清淡饮食的基础上，做到了营养的均衡搭配，感兴趣的朋友不妨一试。

三餐分配要合理，零食要适当

人的一生，如果按照平均寿命70岁计算，要吃进60～70吨的食物，除大量的饮用水以外，其余大多数为植物食品和动物食品。人们通过一日三餐将食物吃进去，经过口腔的咀嚼、胃肠的消化与吸收，从而摄取食物中的各种营养素来维持人体的生命活动。

可以这样说，一个人的身体就是由他所摄取的营养素组成的，他所表现出来的健康或非健康状态都与他日常的饮食行为有着密不可分的关系。"你即你所食"这句话概括了食物对于人体成长和健康的作用。营养学家指出：未来的你是否健康，就是从你现在所吃的食物开始的，也就是说通过你的一日三餐一口一口地吃出来的，你在进食中塑造自己的身体和健康。因此，你必须管好自己的嘴，合理安排一日三餐。进食三餐具体原则如下。

（1）早餐提供的能量应占全天总能量的25%～30%，午餐应占30%～40%，晚餐应占30%～40%，可根据职业、劳动强度和生活习惯进行适当调整。

（2）一般情况下，早餐安排在6：30—8：30，午餐在11：30—13：30，晚餐在18：00—20：00进行为宜。

（3）要天天吃早餐并保证其营养充足，午餐要吃好，晚餐要适量。不暴饮暴食，不经常在外就餐，尽可能与家人共同进餐，并营造轻松愉快的就餐氛围。

（4）零食作为一日三餐之外的营养补充，可以合理选用，但来自零食的能量应计入全天能量摄入之中。

怎么吃零食才健康

该不该让孩子吃零食呢？对这个问题大家众说纷纭。

营养学家认为：中小学生正处于长身体的特殊时期，对能量和各种营养素的需要量比成年人相对要多，三餐之外，再吃一些有益于健康的小食品，能够为身体发育提供一定的能量和营养素，孩子们还能够从零食中得到一定的享受。因此，可以让孩子适当地吃一些零食。

零食中含的营养素远远不如正餐食物中的营养素均衡、全面，零食中的糖含量一般明显高于正餐，经常吃零食会引起龋齿、营养素摄入不足等问题，所以，可以允许孩子吃零食，但不能够以零食来代替正餐，应当让孩子从一日三餐中获得他们生长发育所需要的营养物质。除此之外，应该注意买营养价值高、卫生干净的小食品做零食。对年龄大的中学生，家长应该教他们选择营养相对均衡、全面的零食，并指导孩子控制、安排吃零食的时间，使孩子们吃零食得到快乐，又有利于健康。

吃零食要注意什么呢？

零食应该在两顿饭之间吃，不要在接近正餐时吃，以免影响食欲。

临睡前不要吃零食，原因一是睡前吃零食会增加胃肠负担，影响睡眠；二是睡前吃零食如果不注意刷牙，残留在牙缝中的食物残渣会不利于牙齿的健康，长期下去会生龋齿。

看电视时尤其注意控制吃零食的量，如果不加控制，容易不知不觉地吃进太多的小食品。看电视多的孩子好发胖与边看边吃零食不无关系。可以在看电视时只拿出一定量的小食品，吃完不再加。

健康专家认为，下面一些零食对人的健康有害无益，应该尽量少吃或者不吃。

爆米花 用传统爆花机爆出的米花，铅污染非常严重，经常吃这样的零食，容易引起慢性铅中毒。

果脯、蜜饯 在这些食品加工过程中，原来水果中所含的维生素C基本完全被破坏，而加工中所用的白糖纯度可达99.9%以上，如此纯的糖中除了大量热能之外，几乎没有其他营养，而食用这样多的糖，还会导致维生素B和某些微量元素的缺乏。另外，有些果脯等食品中可能还含有防腐剂，经常食用会影响健康。

果冻 多吃果冻不仅不能补充营养，甚至会妨碍某些营养素的吸收。目前，市场上销售的果冻基本成分是一种不能为人体吸收的碳水化合物——卡拉胶，并基本不含果汁，其甜味来自精制糖，而香味则来自人工香精。

巧克力 巧克力热量高，其中含有一种类似咖啡因的兴奋性物质，它的另一种成分草酸可与钙结合形成难溶性的草酸钙而影响钙的吸收，所以不能多吃。3岁以下的孩子更是不宜吃巧克力。

葵花子 葵花子中含大量不饱和脂肪酸，多吃会消耗体内的胆碱，影响肝细胞功能。另外，50克葵花子中所含的热量相当于一碗大米饭的热量，如果食用过量就会有发胖的危险。

下篇

得了病，吃什么，怎么吃

　　快节奏生活、食品安全隐患、各种辐射……在这样一个年代，更需要高度的自制力去维持良好的饮食习惯。思维决定了一个人能走多远，而饮食决定了一个人能跑多快。人们往往愿意花费大量的时间和精力去发展事业，在40岁之前拿命换钱，而等到40岁之后，百病丛生，又急着拿钱换命，却忽略了健康的源泉——吃。

第**6**章

生病的原因往往是"病从口入"

　　没有人为了生病吃东西，然而在生活中，却总是事与愿违。想吃点好的，想犒劳一下嘴巴，补充一点营养，却吃出了一身毛病的人不在少数。

　　人的一生平均要摄入60吨的食物。其中，有健康食物，也有垃圾食物；有健康吃法，也有错误吃法。吃得不对，肥胖、糖尿病、癌症等威胁人们健康的慢性杀手将更为猖獗。

营养过剩同样致命

有些人一谈起吃，就强调多吃鱼肉蛋奶等动物性食品，这是不符合均衡营养的观点的。人体对营养素的需要是多方面的，而且有一定量的要求，经常食用过多的动物性食品，对人体健康不利，往往会成为某种肿瘤和心血管疾病的诱因。还有人认为，食物越贵，营养就越好，这种观点也是错误的。因为，从营养角度来看，食物的营养价值与价格并没有直接关系，有的价钱便宜的食物，其营养价值也较高，如胡萝卜与冬笋等。

在现代社会中，很多营养不良实际上并不是营养不足造成的，而是源于营养过剩。以孕妇为例，大家都觉得孕妇是一个人吃两个人的饭，营养一定要充足，结果过犹不及，营养过剩，为自己以及孩子的健康埋下隐患。孕妇营养过剩的一个直接后果就是导致肥胖，不仅增加妊娠糖尿病、妊娠高血压综合征的发生概率，还可能导致巨大儿出生，增加难产的可能性，容易出现产伤。因此，要想让孩子生下来就健健康康的，孕妈妈一定要均衡营养，注意饮食，以控制胎儿的体重。膳食品种要多样化，尽可能食用天然的食品，少食高盐、高糖及刺激性食物，特别是一些高糖水果也不要多吃，最好不要增加饭量，可以多吃些辅食。在孕妇怀孕期间要注意铁、钙、锌的吸收，以确保孕妇和胎儿的健康。

事实上，现在的很多疑难杂症都和营养过剩、不注意锻炼有关。平时，高营养食物吃得过多，而我们的身体并不具备完全消化和吸收它们的能力，所以即使天天吃海参、鲍鱼，这些东西也只会成为身体内一堆没用的垃圾。如果再不积极锻炼身体，垃圾便堆积成有害物质。假如吃饱了不运动，会在无形中增加了脾的工作量。如果始终不能消化这些营养，慢慢地就会在身体内凝滞成湿气，但人体内并不需要这种湿气，最终使得人体要多调一些元气上来把湿气化掉。

据研究，目前引发我国居民死亡的前几种疾病，都与营养过剩有明显关系。通过选择适宜的、多样化的和营养平衡的膳食，再加上适度体力活动和维持适宜的体重，并持之以恒，可以使当前的人类癌症患者减少30%～40%，就全世界而言，每年可减少300万～400万癌症患者的出现。

总之，延长你的寿命，就从改变你的饮食开始，改变你的饮食，就从均衡营养、平衡摄取开始。

对比出的六大不良饮食习惯

美国营养学家霍尔曼博士曾对中国和美国饮食能否进行"互补"为题，用一年时间作了对比调查，得出的结论说明我国人在饮食方面存在以下不良习惯，我们要在生活中尽可能改善饮食习惯，以减少疾病的发生。

（1）中国人做菜时喜欢多放盐和味精，人体摄入太多的钠对健康并无好处，味精多了也没有什么作用。

（2）中国人吃饭一般不采用分食制，这样容易相互传染疾病。

（3）中国人每天为三餐制，每餐进食多；美国人坚持少吃多餐制，更为科学。

（4）中国人喜欢吃炒菜，美国人喜吃清蒸菜，后者营养更丰富些。

（5）中国人请客规模大，而且暴饮暴食，这不仅浪费，而且对身体极为有害；而美国人则相反。

（6）中国女性患肺癌的人数明显高于美国，但女性中的吸烟人数却远没有美国比例高，这可能是中国女性在炒菜时吸入了较多的柴、煤、油烟；在美国家庭中，厨房不仅通风设施好，而且烹调时一般不用大火炒菜，煎炸食品更少。

以上这些不良习惯和做法，只要认识到其危害健康的严重性，一般不难克服。

采用分餐制好处多

筷子、勺是每个人夹取食物的工具，在每个人的嘴里进进出出，口腔和唾液中的细菌、病毒也随着餐具带到菜肴上，这正是传播疾病的大好机会。

有人做过这样的试验，在筷子头上检验出多种细菌、病毒，特别是肠道致病菌和肝炎病毒。现在，许多的家庭，用餐时仍采用一家人围在桌边，同夹食一盘子菜，聚餐时细菌、病毒会乘机而入，传染给他人，使人患病。尤其值得一提的是唾液中的乙型肝炎病毒具有很强的传染能力，假如亲朋好友或家人中有带病者，就更有可能造成传染。在丰盛的宴席上也是你让我一筷子菜，我让你一勺子汤，共同品尝一盘盘美味菜肴，这种传统的聚餐方式有许多弊病，不利于卫生保健，应进行改革，提倡分餐制。

现在提出用"分餐制"或"公筷公勺制"代替传统的用餐方式，是解决以上弊端的好方法。只要每个参加用餐的人每人一份食物，自取自食，或是在菜盘、汤盆中设立公筷公勺，用公用餐具夹取食物到每个人的食具中，就可避免个人餐具污染菜肴，减少细菌、病毒的传播机会，有利于卫生和健康。

饱食对健康不利

根据日本的研究指出，进食过饱后，大脑中有一种称为"纤维芽细胞生长因子"的物质明显增加，比进食前增加数万倍。这种纤维芽细胞生长因子能使毛细血管内侧细胞和脂肪细胞增加，促使动脉粥样硬化的发生。如果长期饱食，大脑内的纤维芽细胞生长因子增加，会导致脑血管硬化，出现大脑早衰和智力迟钝。

因此，吃得过饱反而对健康不利。

研究人员将老年人进行了比较，结果发现：患阿尔茨海默病的老年人在壮年时期食欲都很旺盛，特别是晚饭常常吃得过饱，而且有嗜甜食、咸食的习惯，其中大多在50岁左右时，身体已经

"发福"。人在进食时，纤维芽细胞生长因子是先增后减，饱食时比进食前增加数万倍，进食后又逐渐减少，4小时后基本恢复到原来水平。目前还没有有效的药物来控制饱食时纤维芽细胞因子的增加，但通过调节饮食量，减少纤维芽细胞生长因子在大脑中的分泌，来推迟脑血管硬化的发生是完全有可能的，这样可以减轻和延缓大脑早衰和智力迟钝。

因此，专家们建议，在日常生活中不可饱食，每餐以七八分饱为佳。这样可以有效地减少因饱食而造成的纤维芽细胞生长因子的增加，延迟和预防脑血管硬化及阿尔茨海默病的发生。

过节日，不给健康放假

在我国，每逢过年过节，佳肴、醇酒满桌，格外丰盛。因此，有些人常因贪恋美酒佳肴，造成过度饮酒饱食，结果有的人在饭后半小时至1小时，突然出现头晕、眼花、心慌、气短、脉搏频数、血压增高、上肢麻木、上颌颤抖等一系列症状。医学上称之为"美味综合征"。

"美味综合征"是过量食用美味佳肴引起的。据报道，人过多地摄取鸡、鸭、鱼、肉等富含蛋白质的食物，在肠道细菌的作用下转化为有毒、有害的物质，随血液流到大脑，可干扰大脑神经细胞的正常代谢，使生理功能发生紊乱，从而产生一系列中毒症状。即便不发生"美味综合征"，由于过节吃得佳肴过多，也会产生与"晚餐吃得过好过饱"一样的危害。

因此，为了人体的健康，在过节时的饭菜制作上应注意以下几点。

（1）不要吃得过多过饱。鸡、鸭、鱼、畜肉这些高脂肪、高蛋白的食物，一次吃得过多过饱，会使蛋白质分解产物通过血脑屏障在脑中大量堆积，影响大脑的生理活动。

（2）不要过多饮酒。节日亲朋好友欢聚一堂，举杯同乐是应该的，但要适可而止，喝酒要量力而饮，不可酗酒和过多喝酒。

（3）烹调不要过分油腻。对于耗油多的烹调方式，如炸、煎、熘用油要适量。多采用一些省油的烹调方式，如蒸、焖、汆、卤等，不要荤太多素太少。

（4）制订菜谱应循荤中有素、素中有荤、荤素搭配的方法，切忌整桌全鸡全鸭大鱼大肉。应多吃一些富含纤维素的新鲜蔬菜，以促进胃肠蠕动，加快有害有毒物质的排出。

忌吃过烫过硬的食物

有些人喜欢吃热烫的食物，这种不良的生活习惯，应该克服。喜欢吃热烫食物的人患食管癌的几率就高。调查表明，我国华北地区是食管癌高发区，70%～90%的患者喜欢吃70℃～88℃的烫食。

动物试验已证实，对小白鼠用75℃～80℃的热水连续灌注25天后，其食管黏膜上皮增生、坏死，尔后发生明显的癌前期病变。

有些地区的人，由于吃的食物过于粗糙，在通过食管时经常刺激或划破食管上皮黏膜，多次的反复损伤和修复，可形成瘢痕，久而久之，在瘢痕的基础上可发生恶性病变。调查统计表明，食管癌的患者中有半数进食过快，有80%～90%的患者经常吃干硬的粗糙食物，他们没有细嚼慢咽的习惯。

因此，千万别养成吃太烫太硬食物的习惯。凡习惯于吃烫、硬食物的人，如近期内有吃食物哽噎感和滞留感或胸骨后、上腹部疼痛者，应去医院进行检查。

"粗茶淡饭"，你吃对了吗

事实上，清淡饮食并非现代人的发明。早在几千年前，传统中医养生学就主张"粗茶淡饭延年益寿"，提倡饮食清淡，多食素，少食肥甘厚味。不过，现代人对这一观点也有所误解，认为粗茶淡饭就是吃素，就是每天馒头咸菜，这样的饮食会使身体得不到充足的营养，自然也不利于养生。目前，有一些营养专家对这一观点进行了深入研究，给出了科学合理的解读，回归了古人的本意。

"粗茶"是指较粗老的茶叶，和新茶相对。粗茶中的茶多酚、茶丹宁、茶多糖等物质，对身体很有益处。茶多酚是一种天然抗氧化剂，能抑制自由基在人体内造成伤害，有抗衰老作用，还能阻止香肠、火腿中亚硝胺等致癌物对身体的侵害；茶丹宁则能降低血脂，防止血管硬化，保持血流畅通，维护心、脑血管的正常功能；茶多糖能缓解和减轻糖尿病症状，有降低血脂、血压等作用。所以，从健康角度看，粗茶的营养价值比新鲜茶叶更高。

"淡饭"是指富含充足蛋白质的天然食物，是相对于精致加工的食物而言的，既包含丰富的谷类食物和蔬菜，也包括脂肪含量低的鸡肉、鸭肉、鱼肉、牛肉等。蔬菜中含有人体需要的纤维素、维生素、矿物质等，能防止便秘和消化道疾病，帮助吸收蛋白质、脂肪和糖类，促使体内排出多余胆固醇，预防高血脂，保护心脑血管的正常功能。蛋白质则是构成一切细胞和组织的重要成分，是生命中的重要能量。

"淡饭"还有另外一层含义，就是饮食不能太咸。饮食过咸容易引发骨质疏松，甚至导致骨折，还使人易患高血压，长时间可导致中风和心脏病。

由此可见，粗茶淡饭养生是以蔬菜等植物性食物为主，注意粮豆混食、米面混食，适当辅以包括肉类在内的各种动物性食物，再加上常饮粗茶，既能为身体提供充足的营养，又不至于增加肠胃的负担，对养生有益无害。

清淡并非只吃水果蔬菜

目前，随着人们健康意识的增强，清淡饮食越来越被广泛认可。然而，关于如何清淡饮食，却有很多错误的认识。有些人认为，"清淡饮食"就是缺油少盐的饮食；还有些人认为，所谓清淡，就是最好别吃肉，只吃蔬菜和水果。于是，人们开始刻意追求这样的"清淡饮食"，放弃所有动物性食品，放弃油脂，放弃盐和酱油、咸菜，每天用蔬菜和水果代替所有的食品，直到精神不振、全身无力，影响了正常的工作和学习。

营养学家指南，如果每天只吃水果和蔬菜，会使身体缺乏铁、维生素B_{12}、蛋白质、脂肪等营养成分，不能满足机体新陈代谢的需要，对人体造成不同程度的伤害。

（1）缺乏维生素B_{12}。它是人体红细胞核酸和核蛋白合成代谢过程所必需的物质，因而他有促进红细胞成熟和血红蛋白合成的作用，缺乏它就会发生恶性贫血。另外，它也是正常脂肪酸合成的辅酶，缺少它会引起神经胶质正常，脂肪酸合成减少，从而引起骨髓髓质完整性受损，胆胺、磷脂及鞘磷脂减少，导致出现类似脑蛋白质营养不良的神经症状。

（2）蛋白质的质量比较低。蛋白质是生命的基础，是人体一切细胞的主要成分，而蛋白质的摄入主要从食物中来。现在营养学家告诉我们，动物蛋白食物内所含的人体必需的氨基酸比较丰富、全面，容易被人体吸收，并合成为人体蛋白质，这是植物蛋白食物远远不及的。长期素食者，其机体得不到充分的动物蛋白质，会使体内营养素比例发生紊乱，蛋白质入不敷出，会造成人体消瘦、贫血、消化不良、精神不振、记忆力下降等症状。

（3）热量低。长期素食者由于蛋白质与脂肪不足，容易引发营养不良。人体每日所摄取的热量不足，便会影响机体的正常运转，对健康不利。

（4）微量元素缺乏。人体必需的元素如锌、钙、铁等主要来自荤食。素食中锌、钙、铁含量少，且含有较多的植酸和草酸，会阻碍锌、钙和铁等元素的吸收。人体如果缺铁容易形成贫血，缺钙不利于骨骼健康，缺锌则影响免疫功能和性欲等。

清淡饮食确实对健康有益，但营养医生所说的清淡饮食是有条件的：食物应该多样化，主食以谷类为主；多吃蔬菜水果；经常吃奶类、豆类和适量的鱼、禽、蛋、瘦肉。只有这样，才能保证饮食中的蛋白质、脂肪等营养素满足人体基本的需要。在这个基础之上，再提倡清淡少盐，对脂肪和食盐的摄入量加以控制，才能真正地促进健康。如果没有这个前提，"清淡"就失去了意义。

清淡是指口味的清淡

在很多健康书中，都主张清淡饮食益于健康。那么，怎么才算是清淡饮食呢？实际上，所谓的清淡，在传统养生学看来，就是口味的清淡。提到口味，无非是"酸甜苦辣咸"这五味，而口味清淡自然就是对五味的控制了。

中医自古就有五味过度易伤身的说法，而营养学则从现代医学的角度阐述了五味过度对身体的伤害。

1. 酸味

酸味食物如乌梅、山楂、山萸肉、石榴等，有敛汗、止汗、止泻、涩精、收缩小便等作用，但"多食酸，则肉胝皱而唇揭"。酸味食物吃多了，就会抑制血的生发，嘴唇也会变厚，还会老起皮。

现代营养学认为，醋是一种对身体有益的食物，适当吃醋能够起到保护肝脏的作用，而且醋可以杀菌。但是醋吃多了会伤牙，也会刺激胃，妨碍身体对钙质的吸收。

2. 甜味（甘味）

甜味食物如红糖、龙眼肉、蜂蜜、米面食品等，有补益和缓解痉挛等作用，但"多食甘，则骨痛而发落"。甘类的东西是缓的，是散的。肾是主收敛的，头发跟收敛的气息有关。头发是否滋润，跟血有关，头发黑不黑，长得好不好与骨头有关。甜的东西吃多了，会造成头发脱落，因为收敛的气息减弱了。

营养学认为，糖是维持身体生存的基本能源，如果没有糖，我们就无法活下去。可是，糖吃多了不但对我们的牙齿有害，还会发生吐酸水、烧心等情况，这是脾胃受到伤害的结果。

3. 苦味

苦味食物如桔皮、苦杏仁、苦瓜、百合等，具有清热泻火、燥湿、降气、解毒等作用，但"多食苦，则皮槁而毛拔"。肺主皮毛，苦的东西吃多了，由于苦主降，肺气不容易宣发，肺气调不上来，皮肤不能得到滋润，就会出现干枯萎缩之象。

现代营养学家认为，苦味食品可以促进胃酸的分泌，增加胃酸浓度，从而增加食欲。但是，苦味食物之所以苦是因为其含有苦味的化学成分。有些化学成分对人体健康有益，但也有的苦味化学成分含有毒素，食苦过多，会引起胃部不适及恶心、呕吐或泄泻等副作用。

4. 辣味（辛味）

辣味食物如姜、葱、蒜、辣椒、胡椒等，有发散、行气、活血等作用，但"多食辛，则筋急而爪枯"。辛的东西吃多了，使人燥干了筋的弹性。肝在变动为握，如果经脉的弹性差，便会导致肝病的发生，因此，要少吃辣。

营养学认为，少量辣椒能够刺激味觉，促进食欲，还能祛除寒气和湿气。我国很多地区的人，例如湖南、四川、湖北、安徽，这些地区气候潮湿，就是依靠辣椒来祛除身体当中的湿气。但是辣椒吃多了会让人上火，且易怒。

5. 咸味

咸味食物如盐、海带、紫菜等，有泻下、软坚、散结和补益阴血等作用，但"多食咸，则脉凝泣而变色"。咸的食物吃多了，不仅会抑制血的生发，还会使血脉慢慢凝聚，面色变黑。

营养学认为，如果我们吃不到足够的盐，嘴里就会没味道，失去食欲，严重缺盐还会导致全身无力，非常疲惫，头发也会有变白的情况。但是吃得太咸，会使心脏和肾脏的负担加大，有可能患上高血压等多种疾病。

由此可见，饮食一定要清淡，在选择食物时，每种口味的食物都要吃，但样样都不宜多吃。各种味道的东西为我们的味觉带来各种美妙的感觉，不要偏食某一种，任何一种吃得多了，对身体都不健康。

即刻开始，请不要暴饮暴食

一般人都知道，暴饮暴食对身体有百害而无一利，但大多数人只停留在认识的层面，究竟什么情况属于暴饮暴食，为什么暴饮暴食会伤害我们的身体，怎样才能避免暴饮暴食的伤害，想必很多人都不太清楚。正如所有人都知道吸烟严重危害健康，成功戒烟的人却少之又少，暴饮暴食这个坏习惯改起来也非常不容易。

　　暴饮暴食，专业一点讲是指在短时间内进食大量食物，超过了胃肠功能的负荷。在现实生活中，这个标准是难以衡量的，于是有人又将日常饮食分为四个阶段：半饱、吃饱、吃撑、撑得难受，其中"吃撑"便已经到了暴饮暴食的临界点了，等到"撑得难受"的时候，就已经是暴饮暴食这种坏习惯在伤害我们的身体了。

　　暴饮暴食现象通常在节日的时候比较多见，亲朋好友欢聚一堂，其乐融融，桌上又都是美味佳肴，大家一边聊天一边吃饭，不自觉地就会吃下去很多东西，当时并不觉得怎样，但是吃完一会儿就会觉得很难受。当然，也有一些人应酬比较多，暴饮暴食是经常性的，这样的人大多身材臃肿，各种慢性病缠身。

　　那么，暴饮暴食究竟会对身体造成哪些伤害呢？具体来说，有以下几点。

　　（1）造成酸性体质：暴食会使身体摄入过量的高脂肪、高蛋白、高糖分等"三高"食物，这些都是酸性食物，使人的血液和体液偏向于酸性，身体免疫力会下降。

　　（2）加快衰老：过量饮食后，大量血液集中胃肠系统时间过长，使大脑等重要器官缺血而不能正常代谢，患老年痴呆的时间会提前。

　　（3）蛋白过剩中毒：过量进食动物蛋白会引起"蛋白过剩综合征"，造成蛋白质中毒，影响食欲的吸收消化，形体会消瘦乏力，抗病能力下降，严重时可导致死亡。

　　（4）肥胖并发多种疾病：暴食"三高"食物使营养过剩，极容易患上肥胖症。同时，暴饮暴食之后，胃的体积增大，腹腔压力增高，膈肌上升，胸腔负压下降，心脏回流的血液减少，从而致使心肌缺血、缺氧加重，而心肌缺血、缺氧，又易发生心律失常，心律失常又会使心肌缺血、缺氧加重，形成恶性循环，并最终诱发诸如糖尿病、高血压、心脏病等多种疾病。

暴饮暴食危害如此之大，我们应该何根除这个坏习惯呢？

（1）定时进餐，并且最好在肚子饱的时候吃东西，不要等很饿了再进食。

（2）对美味佳肴应该以品尝为主，一次不宜吃得过多、过饱。

（3）在烹调菜肴时，最好不加或少加味精，多吃富含纤维素、维生素的新鲜蔬菜、水果，以促进胃肠蠕动。

（4）暴饮暴食很多时候属于情绪性饮食，因此一定不要用食物来使自己平静。有一些小的动作，也能让你感到轻松和舒服，吃东西并不是唯一的方法，比如擦亮自己的指甲、读几行小诗等。只要每天计划性地做一两件事，就可以缓解由压力导致的暴饮暴食了。

八成高血压患者都"口重"

在我国的饮食文化中，食盐一直占据着非常重要的地位，如"咸则鲜"、"好厨师一把盐"、"菜咸好下饭"等观念在老百姓心中可谓根深蒂固。诚然，盐是一种不可或缺的调味品，它的主要成分是钠，人体缺钠则会感到头晕、乏力，出现食欲不振、心率加速、脉搏细弱、肌肉痉挛、头痛等症状；长期缺钠易患心脏病，并可导致低钠综合征。但是，过犹不及，食盐太多，也就是我们平常所说的"口重"，对人体危害也非常大。

世界卫生组织推荐，正常成人每日每人摄入食盐应小于6克，超过这个量就属于"口重"。在临床上，"口重"对健康最大的影响就是诱发高血压，这种现象在中老年人群中体现得最为明显。人到中年以后，味觉开始下降，口味吃得重一点才觉得香。殊不知，高血压病正在无形中滋生。研究发现，人体摄入过多氯化钠后，钠离子会使细胞储存过多水分而不能及时排出体外，造成血容量大幅增加，使血液对外周血管的压力加大，血压升高。此外，氯化钠摄入过多，还会使机体发生一系列复杂的生理生化改变，造成血管收缩、痉挛，这也会直接导致血压升高。临床上常用的利尿剂就是通过增加体内钠的排除而发挥降压作用的。一般来说，人均摄盐量高的地区，高血压病的发病率高。人均摄盐量低的地区，相对发病率低。

长期摄入大量食盐，除诱发高血压之外，还是导致骨质疏松的罪魁祸首。因为肾脏每天会将过多的钠随尿液排到体外，每排泄1000毫克的钠，同时损耗大约26毫克的钙。所以人体需要排掉的钠越多，钙的消耗也就越大，最终必然会影响骨骼的正常生长。澳大利亚科学家对124名更年期妇女作了为期两年的研究，通过对这些妇女的髋关节和膝关节X光、尿液检查，并了解她们每天的食盐量时，专家发现，每天摄取食盐约2100毫克的妇女，骨质几乎没有变化。但摄取食盐超过3000毫克的妇女，她们的骨骼缩小了。美国华盛顿大学营养学专家通过对一批更年期妇女的研究也发现，妇女吃盐超过4800毫克后，她们的尿中含有的骨质分解后的成分比每天只吃盐1200毫克时增加了6%。所以有人说，少吃盐就等于补钙，这是不无道理的。

专家还提醒大家，不仅平时做菜用盐量要减少一半，还应该少吃含盐的腌制品，如咸菜、咸肉、酱菜等。饮食应尽量清淡，少吃含盐量高的加工食品，少饮含盐量高的饮料，可多吃水果来补充钾含量。

针对目前国内人们食盐过量的现状，营养学家提出了一种无盐餐的方案，该方案认为没有食盐的食物有利于平衡细胞内外渗透的压力，从而释放了部分对细胞不利的因素，建议那些摄取大量食盐的人，应当定期吃一些清淡或者没有食盐的食物。尤其是那些经常在外就餐的人，平时并没有办法控制食物中盐的含量，因此建议每周吃一次无盐餐，让肠胃和血管得到充分净化。当然，无盐餐也不能吃得太频繁，一周最多两次，因为盐摄入得太少同样会破坏体内的离子平衡，对身体不利。

睡前最好别吃东西

睡前吃东西是现代人，尤其是年轻人常见的一个坏习惯。有时候加班晚了，回到家已经十点多了，肚子已经瘪的不行了，赶紧找点吃的，吃完睡意袭来，倒头便睡。久而久之形成了习惯，即使不加班、不饿，睡前也想找点吃的填填肚子。

睡前吃东西的害处主要有以下几点。

第一，睡前吃东西会伤害我们的胃。

一般来说，胃黏膜上皮细胞的寿命很短，2～3天就要新生一次，而这一再生修复过程一般是在夜间胃肠道休息时进行的。如果经常在夜间进餐，胃肠道在这段时间内也就不能很好地休息和调整，胃黏膜的再生和修复就不能顺利进行。吃过夜宵再睡觉，食物会较长时间在胃内停留，这可促进胃液的刺激。久而久之，就会出现胃黏膜糜烂、溃疡，抵抗力减弱，从而增加患胃癌的风险。

第二，如果睡前进食的是高脂肪、高蛋白的食物，很容易使人体内血脂突然升高。

人体的血液在夜间经常保持高脂肪含量，夜间进食太多或频繁、屡次进食，都会导致肝脏合成的血胆固醇明显增多，并且刺激肝脏制造更多的低密度脂蛋白。运载过多的胆固醇到动脉壁堆积起来（包括阴茎动脉），也成为动脉粥样硬化和冠心病、阳痿的诱因之一。同时，因为长期夜宵过饱，会反复刺激胰岛，使胰岛素分泌增加，久而久之，便使分泌胰岛素的β细胞功能减退，甚至提前衰退，发生糖尿病。这些病症均能影响性功能，导致性衰退。

第三，睡前饮食还有可能诱发失眠。

夜宵过饱可使胃鼓胀，对周围器官造成压迫，胃、肠、肝、胆、胰等器官在餐后的紧张工作会传送信息给大脑，引起大脑活跃，并扩散到大脑皮层其他部位。

睡前吃东西的危害还真多，但睡前饥饿也不健康，肚子咕咕叫着的胃像其他身体不适一样，会整夜妨碍你安静下来。那么应该怎么办呢？自然是建议大家定时吃晚餐，如果由于工作的原因，这一天确实吃得比较晚，那么宁可晚睡一会儿，也要将胃里的食物消化掉。通常，吃完东西两个小时后方可睡觉。

吃饭速度快，并不是好习惯

有些人是急性子，和大家一起吃饭，别人刚端起碗来，他已经吃了大半了，或者别人刚吃过两三口，他已经吃完了。对这样的人，大家总赞叹地说："吃得真是太快了！"但是，这种狼吞虎咽的吃法对健康的危害是非常大的。

首先，吃饭太快可能会导致肥胖。营养学研究发现，人的血糖值从开始吃饭15分钟后上升，30分钟后达到峰值。由于血糖值达到峰值给人以饱腹感约需30分钟，所以通过仔细咀嚼延长就餐时间，就能使少量食物让人获得饱腹感。相反，在狼吞虎咽时，我们的身体还来不及反应，导致过度进食，最终造成肥胖。

其次，吃饭速度过快，很容易使胃肠内的食物倒流，也就是胃里面的食物反流到食道里，导致胃酸腐蚀食道。另外，在我们的唾液中有一种淀粉酶，它能对食物进行初步消化，而吃饭时狼吞虎咽，食物得不到充分咀嚼，就导致大块食物和唾液进入胃里，胃还没来得及分泌出足够的胃液来消化食物，可是食物既然来了，只有硬着头皮接受了，这样就会造成胃疲劳及胃痛，时间久了就会得胃病。

最后，吃饭过快会给精神带来较大负担。日本有位营养学家进行了一项实验，他让7位女学生在温度、湿度恒定的人工气候室内，分为两组，分别给5分钟和10分钟就餐时间。结果，5分钟组餐后心率比食前有所增加，而10分钟组餐前餐后几乎没有变化。他又进行试验，将咀嚼次数从通常的325次减少到快食时的214次。结果发现，通常吃饭时的心率比饭前增加20%，快食时的心率比饭前增加49%。另外，通常饭后收缩期血压比饭前增加8%，快食后收缩期血压比饭前增加13%。

除此之外，有些人吃完饭后不停打嗝，这也是因吃太快导致的。而细嚼慢咽时，大脑皮层的血液循环量会增加，从而激发脑神经的活动，可有效提高脑力，尤其对预防老年痴呆很有帮助。

总之，为了健康着想，还是养成细嚼慢咽的饮食习惯吧。

对剩饭剩菜说"不"

在家庭生活中，年轻人和老年人之间常为剩饭剩菜发生分歧。家里做饭，不可能顿顿都做得刚好，有剩菜剩饭是难免的，年轻人认为剩饭剩菜营养流失多、易变质，吃了对身体不好，不如倒掉，因吃剩饭而生病，更不划算。但老年人一般节俭惯了，剩饭剩菜总是热了又热，吃了好几顿也不舍得扔。那么，剩饭剩菜到底能不能留呢？

营养学家认为，剩饭剩菜要吃要扔得有所区分。一般来说，绿叶蔬菜一顿吃不完，就不要怕浪费，心疼也得扔掉。这是因为，绿叶蔬菜对人体的贡献主要是维生素，而蔬菜中的维生素经过反复加热，很容易被破坏掉，所以剩的绿叶菜营养价值的确不高，而且蔬菜中都含有不同量的硝酸盐，在其采摘、运输、存放过程中，硝酸盐会被细菌还原成对人体有害的亚硝酸盐，过夜的剩菜，经过一夜的盐浸，绿叶剩菜中的亚硝酸盐含量会更高，人食用这些食品后容易中毒。

相对于蔬菜来说，肉类的剩菜是第二顿接着吃的。这是因为，肉类等荤菜中的营养素大多不太怕热，比如钙、铁等矿物质，热一回营养损失不会非常严重。当然，剩的荤菜在吃法上还是有要求的，首先最好是等食物冷却后装入密封的容器里再放进冰箱，因为冰箱没有杀菌作用，敞开式存放的话容易滋长细菌和串味，食用后会产生腹泻和肠胃不适。其次，在吃的时候，不能直接食用或者只是用微波炉转转，一定要像第一次做菜那样再次放入锅子中烧开，煮几分钟让食物充分加热，这样可以杀灭剩菜储存过程中产生的一些有害物质。贝类、海鲜类的食品在加热时最好加一些酒、葱、姜等作料，这样不仅可以提鲜，还可以杀灭潜伏其中的副溶血性弧菌，具有一定的杀菌作用，避免肠胃不适。值得注意的是，拿出冰箱加热的剩菜最多只可以再食用一次，如果加热后还是吃不完一定要丢弃，不能再吃。

当然，最好将每顿的食物都吃完，中午吃不完的晚上一定想办法解决，尤其是主食类，因为淀粉类的食物4个小时后就会产生大量的葡萄球菌，这一类的细菌就算再次加热也不会被杀灭。

第**7**章

正确的饮食助你消灭常见病

　　生命是个奇迹，也是奥秘，人体本身有着惊人的修复功能，只要你给足原料，就能恢复健康。

　　各种疾病，有来的路就应该有回去的路，本章教你用饮食来消灭生活中常见的各种疾病，让我们吃对食物消百病。

消除呼吸系统疾病

感冒

感冒是一种外感风邪或流行病毒所引起的上呼吸道感染性疾病，俗称"伤风"。临床表现为发热、恶寒、头痛、鼻塞、流涕、喷嚏、阵咳、咽喉肿痛、脉浮等。由于外感病邪不同，感冒患者在症候表现上有风寒感冒、风热感冒、寒包火感冒、暑湿感冒、流行性感冒之分。

感冒一年四季皆可发病，以冬春寒冷季节为多。现代医学认为，当人体受凉、淋雨、过度疲劳时，会使全身或呼吸道局部防御功能降低，则原已存在于呼吸道的或从外界侵入的病毒、细菌可迅速繁殖，引起感冒。

【特效食物】

生姜：具有发汗解表、温肺止咳等功效，经常用于治疗风寒感冒、咳嗽等病症。

苦参：自古便有苦参泡酒治感冒的疗法。

【健康食谱】

苦参鸡蛋：鸡蛋1枚，苦参6克。将鸡蛋打碎搅匀，苦参水煎取汁，用煮沸的苦参汁冲鸡蛋，趁热服。对流行性感冒有良效，对轻症头痛、发热、咳嗽、咽痛可见成效。

生姜白萝卜汤：生姜5片，白萝卜片适量，红糖少许。一同煎汤，睡前饮服，可治感冒引起的头痛。

【注意事项】

1. 感冒期间别锻炼。激烈的运动后大约24小时内，会出现免疫抑制的情况，在这段时间里，免疫细胞开始"罢工"，进行休息调养，感冒病毒会趁势入侵体内。

2. 应坚持每天开窗通风2次，每次20分钟左右，这样才能减少空气中病原微生物的滋生，有效防治感冒。但需要注意的是，通风时要避免对流风直吹身体。

3. 冬季室内环境特别干燥，家里最好购买一台加湿器，以保证室内的湿度适宜。但在使用加湿器时，要注意定时清洁，以免细菌在加湿器中滋生。

4. 给予充足的水分，可多喝山楂汁、猕猴桃汁、红枣汁、鲜橙汁、西瓜汁等酸性果汁，以促进胃液分泌，增进食欲。

5. 饮食宜清淡、稀软、少油腻，如白米粥、牛奶、玉米面粥、米汤、烂面、蛋汤、藕粉糊、杏仁粉糊等。高热、食欲不好者适宜进食流食、半流食，如米汤、蛋花汤、豆腐脑、豆浆等。流感高热、口渴咽干者可进食清凉多汁食物，如莲藕、百合、荸荠等。

6. 多食蔬菜、水果等富含维生素的食物。这样可补充由于发热造成的营养素损失，增强抗病能力。蔬菜、水果能促进食欲，帮助消化，同时可补充大量人体需要的维生素和各种微量元素，补充因感冒时食欲不振所致的能量供给不足。风寒感冒者可多食生姜、葱白、冬瓜、丝瓜、黄瓜等；邪热内伏者则宜多食西红柿、藕、柑橘、苹果、杏、鸡蛋、枇杷、甘蔗等。

7. 风寒感冒者忌食生冷瓜果及冷饮；风热感冒发热期者应忌用油腻荤腥及甘甜食品；风热感冒恢复期者不宜食辣椒、狗肉、羊肉等辛辣的食物；暑湿感冒者除忌肥腻外，还应忌过咸食物如咸菜、咸带鱼等。

咳嗽

咳嗽是秋冬季节的常见病症，也是人身体的保护性反应，如吃饭时不小心，米粒呛入喉管时可通过剧烈的咳嗽将异物排出。发生气管炎、肺炎时，通过咳嗽、咳痰，可以把肺内的细菌及组织破坏产物排出体外。

可以说，咳嗽是人体清除呼吸道内的分泌物或异物的保护性呼吸反射动作。虽然有其有利的一面，但剧烈长期咳嗽可导致呼吸道出血。所以，应正确区分一般咳嗽和咳嗽变异性哮喘，如果不能对症用药，不仅不能够止咳，反而会加重病情。

【特效食物】

杏仁：所含的苦杏仁苷在体内能被肠道微生物酶或苦杏仁本身所含的苦杏仁酶水解，产生微量的氢氰酸与苯甲醛，对呼吸中枢有抑制作用，达到镇咳、平喘作用。需注意的是，苦杏仁有毒，不能生食，须在医师指导下服用。

白萝卜：含芥子油、淀粉酶和粗纤维，具有促进消化、增强食欲、加快胃肠蠕动和止咳化痰的作用。

【健康食谱】

方一：紫苏、杏仁、生姜、红糖各10克。将紫苏与杏仁捣成泥，生姜切片共煎，取汁去渣，调入红糖再稍煮片刻，令其溶化，日分2～3次饮用。本方可散风寒，止咳嗽，对外感风寒引起的咳嗽有效。

方二：苦杏仁6～10克，生姜3片，白萝卜100克。上药打碎后加水400毫升，文火煎至100毫升，可加少量白糖调味，每日1剂，分次服完。本方可散寒化痰止咳，适用于外感风寒咳嗽者。

【注意事项】

1. 休息可减轻病情，所以咳嗽患者要注重休息。

2. 保持身体温暖，使身体不要再伤风。

3. 多喝水，以补充身体上消耗过多的水分。

4. 接触新鲜空气，有的患者在山中休养，痊愈很快，这是因新鲜空气不会加重刺激肺和气管的缘故。

咽炎

咽炎是咽部黏膜下组织的炎症，常为上呼吸道感染的一部分，多发于教师、演员等职业。在中医学中，二者统统归入喉痹的范畴。

根据病程的长短和病理改变性质的不同，分为急性咽炎与慢性咽炎两大类。

急性咽炎是咽黏膜，并波及黏膜下及淋巴组织的急性炎症，常继发于急性鼻炎或急性扁桃体发炎之后或为上呼吸道感染的一部分，亦常为全身疾病的局部表现或为急性传染病之前驱症状。

慢性咽炎主要为咽黏膜的慢性炎症，其中弥漫性炎症常为上呼吸道慢性卡他性炎症的一部分，局限性炎症则多伴有咽淋巴样组织的炎症。慢性咽炎多是由感冒等急性咽喉炎反复发作或多次感染所致，主要症状为咽部有异物感或轻度疼痛、喉咙发干、轻度咳嗽、恶心、咽部充血等。慢性咽炎患者因咽分泌物多，多会微咳清嗓。慢性咽炎会引发急性肾炎、风湿病、心肌炎等全身性并发症，不容轻视。

【特效食物】

绿茶：科学研究结果表明，绿茶中保留的天然物质成分，对防衰老、防癌、抗癌、杀菌、消炎等均有特殊效果。

板蓝根：具有清热解毒、凉血利咽、抗菌消炎的作用。

【健康食谱】

方一：取橄榄2枚，绿茶1克。将橄榄连核切成两半，与绿茶同放入杯中，冲入开水，加盖焖5分钟后饮用。适用于慢性咽炎，咽部有异物感者。

方二：板蓝根15克，山豆根、甘草各10克，胖大海5克。以上材料共置保温瓶中，用沸水冲泡，盖盖焖20分钟后即可当茶水饮用。也可加水煎煮后，倒保温瓶中慢慢饮用，每天1剂。此方剂有清热、解毒、利咽的作用，适用于慢性咽炎咽喉疼痛明显者。

【注意事项】

1.保持口腔卫生。

2.尽量少说话。

3.不吸烟，并拒绝吸二手烟。

4. 睡前4小时不要吃东西，防止胃酸反流进入食管导致咽喉灼痛。

5. 增加锻炼，多呼吸新鲜空气。

哮喘

哮喘，全称为支气管哮喘，是一种过敏性疾病，多数在年幼或青年时发病，以后每遇气候变化、疲劳过度、饮食不当、起居失宜等因素而诱发。

一般，秋冬季节最易发病，其次是春季，夏季多能缓解，部分患者则常年反复发作。发病时，患者会出现呼吸困难，呼气延长，并伴哮鸣、咳嗽、痰多呈黏液或稀涎样、咯吐不利之症，必须等痰咯出方可短暂平息，但转眼又开始发作，每次发作持续数分钟、数小时或数日不等，让患者十分痛苦。

由于哮喘的阵发性特征，长期以来没有受到应有的重视。据调查显示，我国至少有2000万以上哮喘患者，但只有不足5%的哮喘患者受到过正规治疗。这不仅对疾病的防治十分不利，而且还可能影响到整个呼吸系统，引发其他病症。

【特效食物】

核桃：有润燥化痰、温肺润肠的功效，能有效预防哮喘。

杏仁：杏仁苷分解后产生氢氰酸，能抑制咳嗽中枢起到镇咳平喘的作用。

【健康食谱】

薏米煮猪肺：猪肺1个，薏米、萝卜各150克。将猪肺洗净切块，萝卜洗净切块，和薏米一起放入砂锅，加水文火炖煮1小时，加调料即可食用。可理虚润肺，止咳平喘，适用于支气管哮喘、慢性支气管炎患者。

核桃杏仁蜜：核桃仁、甜杏仁各250克，蜂蜜500克。先将杏仁放入锅中煮1小时，再将核桃仁放入收汁，将开时，加蜂蜜搅匀至沸即可。每天取适量食用。适用于治疗老年肺肾不足，咳嗽痰多，肠枯便燥之症。

【注意事项】

1. 每当急性哮喘发病时，首要问题是情绪必须乐观稳定，千万不要紧张，因为紧张会使全身肌肉处于紧张状态，耗氧量增加，加重缺氧。

2. 通过散步及慢跑的锻炼，可以改善和增强肺部呼吸功能，使肺泡能有足够的活动，有效地增强肺组织弹性，提高肺泡张开率，从而增加肺活量。同时，锻炼时全身都处于放松状态，小支气管痉挛亦随之缓解，哮喘症状亦得到改善。

3. 哮喘发作时出汗较多，体内水需求也多，而缺水会使气道内分泌物变得黏稠，难以顺利喷出，呼吸道受阻，加重了缺氧并使排痰困难，因此哮喘患者平时要多喝水。

4. 哮喘患者饮食忌过甜、过咸，甜食、咸食能生痰热，可以引发哮喘病；忌喝冷饮及含气饮料，雪糕、冰棒、可乐等冷饮及含气饮料易诱发哮喘；忌吃刺激性食物，如辣椒、花椒、茴香、芥末、咖喱粉、咖啡、浓茶等；忌吃产气食物，如地瓜、芋头、土豆、韭菜、黄豆、面食等；过敏性哮喘者应忌食引起过敏的食物，如鱼、虾、鸡蛋、羊肉、巧克力等。

肺炎

肺炎是指终末气道、肺泡和肺间质的炎症，大多数由微生物引起，包括病毒、细菌、真菌、立克次体、衣原体、支原体及原虫等，其中最常见的是由细菌引起，约占肺炎病例的70%～80%。30岁以上患者中最常见的病因是肺炎链球菌。肺炎支原体为一种类似细菌的微生物，是年龄较大儿童和青年特别常见的病因，常见于春季。

肺炎常有受寒、淋雨、疲劳等诱因，约半数患者有上呼吸道感染的先兆症状。发病骤急，有寒战、高热、体温在数小时内上升至39℃～41℃，呈稽留热，伴头痛、衰弱、全身肌肉疼痛、呼吸急促、心率快、常有发绀。炎症常波及胸膜，引起刺痛，随呼吸和咳嗽加剧。开始痰为黏液性，以后转为脓性，也可带血或呈铁锈色。部分患者伴有消化道症状如恶心、呕吐、腹胀、腹泻等。肺炎发生在肺下叶，炎症波及膈肌，疼痛感可放射至上腹部。严重肺炎有神经系统症状如神志模糊、烦躁不安、嗜睡、谵妄和昏迷。

【特效食物】

荸荠：可清热消炎、生津止渴，对于肺炎有缓解功效。

雪梨：含苹果酸、柠檬酸、维生素B$_1$、维生素B$_2$、维生素C、胡萝卜素等，具生津润燥、清热化痰之功效，特别适合肺炎患者食用。

【健康食谱】

绿豆荸荠粥：绿豆60克，荸荠、大米各100克。将荸荠洗净去皮，切成小块；绿豆、大米均去杂，洗净，备用。锅内加水适量，放入绿豆、大米煮粥，六成熟时加入荸荠块，再煮至粥熟即成。每日1~2次，可长期服食。适用于急、慢性肺炎服用。

雪梨汁饮： 雪梨250克。将雪梨洗净，去皮，切薄片。用凉开水浸泡2小时。然后用洁净的纱布包裹绞汁即成。一次饮完，每日1~3次。此饮对肺炎咳嗽、消渴、便秘有一定作用。

【注意事项】

1. 多翻身拍背，帮助呼吸道分泌物排出。

2. 自备温湿度计，保持空气流通，每天开窗2~3次。控制室内的温湿度，温度约在18℃~22℃，湿度约在60%左右。

3. 高热患者宜进食清凉素淡、水分多、易吸收的食物，如果汁、米汤、绿豆汤等。退热后，体质虚弱但无呕吐、腹泻者，可给予流质饮食，同时增加瘦肉、猪肝、新鲜蔬菜、水果，以加强营养；食欲渐好者，可给予半流质饮食，如粥、软面、菜泥等。

4. 肺炎患者要戒除吸烟，避免吸入粉尘和一切有毒或刺激性气体，还应禁食生葱、大蒜、洋葱等刺激性食品，防止咳嗽、气喘等病状的加重。肺炎高热期患者应忌食坚硬、高纤维的食物，以免引起消化道出血。

缓解消化系统症状

口臭

口臭是指口内出气臭秽的一种症状。中医认为，口臭多由肺、脾、胃积热或食积不化所致，这些东西长期瘀积在体内排不出去就变成了毒素。口臭大多是因贪食辛辣食物、暴饮暴食、疲劳过度、感邪热、虚火郁结，或某些口腔疾病，如口腔溃疡、龋齿及消化系统疾病等引起的。

【特效食物】

佩兰：芳香化湿，醒脾开胃，发表解暑，对口中甜腻、口臭、多涎等症有疗效。

丝瓜：含防止皮肤老化的B族维生素及恢复牙龈健康的维生素C等成分，可治口臭。

【健康食谱】

佩兰汤：佩兰适量。将佩兰煎煮成汤饮用，也可用此汤漱口，每天1次。此汤芳香化湿，可除臭爽口。

老丝瓜汤：老丝瓜1条，盐少许。将丝瓜洗净，连皮切断，加水煎煮半小时，放盐再煮半小时即成，每天喝两次。此汤可清热降火，除口臭。

【注意事项】

1.平时注意保持口腔湿润、勤喝水。

2.有顽固性口臭的人，应坚持每顿饭后刷牙。

3.吃饭时不要吃得过饱，饱食易引起口臭。

4.睡眠时间不宜过长，过多的睡眠易导致口臭。

5.每次就餐前，做十余次深呼吸，有助于避免产生口臭。

6.养成饭后漱口的习惯，特别是注意剔除残留在牙缝中的肉屑，这类含蛋白质较高的食物最易引起口臭。

7.少吃脂肪类食物，多吃蔬菜和水果。

8.喝新鲜的柠檬水对清肠禁食有益，可防治口臭。

9.每天放几片茶叶在口中不断咀嚼，可使口中经常保持清香。

腹泻

腹泻是大肠疾病最常见的症状。《黄帝内经》中称腹泻为"泄"，汉唐时期多称为"下利"，宋代以后称为"泄泻"。根据腹泻的病因、发病部位、发病特点、粪便形状等，又分为：湿泄、火泄、暑泄、热泄、食泄、气泄；胃泄、小肠泄、大肠泄、肾泄、直肠泄；水泻、滑泻等。一般将大便溏薄者称为"泄"，下如水样者称为"泻"。

正常成年人每天排便1次，成形、色呈褐黄色、外附少量黏液。也有些正常人每日排成形便二三次，只要无脓血，仍属正常生理范围。腹泻是指排便次数明显超过平日习惯的频率，粪质稀薄，水分增加，每日排便量超过200克，或含未消化食物或脓血、黏液。腹泻常伴有排便急迫感、肛门不适、失禁等症状。

腹泻分急性和慢性两类。急性腹泻发病急剧，病程在2～3周之内。慢性腹泻指病程在两个月以上或间歇期在2～4周内的复发性腹泻，通常每日大便次数在3次以上，有的还伴有不同程度的腹部疼痛或不适。由于慢性腹泻往往拖沓缠绵，治疗起来比较麻烦，成为了肠胃疾病中最顽固的一种。

【特效食物】

山药：含有皂甘、黏液质、胆碱、淀粉等成分，常用于腹泻的治疗。

茯苓：有健脾渗湿利水的功效，常用于腹泻的治疗。

【健康食谱】

荔枝山药粥：干荔枝肉50克，山药、莲子各10克，粳米50克。将前三味加水煮至酥，再加入淘净的粳米，煮成粥。每日1次，临睡前食用。此粥可温肾健脾，固肠止泻。

茯苓粉粥：茯苓细粉、粳米各30克，红枣7枚。先将粳米、红枣加水适量煮粥，粥将成时，加入茯苓粉，用筷子搅匀煮沸，加少许白糖调味。每日1～2次，可作早晚餐食用。此粥可健脾渗湿，调中止泻。

薯蓣汤：淮山药30克，茯苓15克，神曲、红糖各10克。水煎顿服，每日1剂。此汤可补脾渗湿止泻。

【注意事项】

1. 衣着应随气温的升降而增减，避免过热，夜晚睡觉要避免腹部受凉。

2. 进食冰箱冷食要有节制。

3. 经常进行温水浴。

腹胀

当胃肠道有多余的气体时，人便会出现腹胀。长期腹胀是消化不良的症状之一，大多数患者的腹胀是由于消化道功能紊乱所致，并无器质性病变。一般的腹胀虽然不是什么大的毛病，但如果整个腹部出现膨胀感，则可能是比较严重的疾病正在威胁着你的健康，如胃下垂、急性胃扩张、肝硬化、肾炎等。

此外，腹胀也可见于手术后肠麻痹、肺气肿、哮喘病、吸收不良综合征等，有些腹胀症状的发生还与情感刺激、不良的生活习惯及环境因素有关。腹胀还可能是肥胖症的一种表现，而妇女在月经期间和月经前期出现的腹胀现象，一般为正常的生理现象，不必惊慌。

【特效食物】

生姜：含有消化酶，刺激唾液分泌，并可导气消胀。

半夏：具有补中健脾、消胀化湿的功效。

【健康食谱】

炒米生姜粥：粳米50克，生姜30克，精盐适量。将粳米淘净，炒至焦黄时，注入700毫升清水，烧开后，再将生姜洗净切薄片放入，小火慢熬成粥，下精盐，调匀。分1～2次趁热空腹服。此粥适用于外感风寒、鼻塞流涕、咳嗽痰稀、胃寒呕吐、腹胀、食欲不振等症。

夏朴蜜汁：半夏、厚朴各6克，蜂蜜适量。将半夏、厚朴煎取药汁，然后加入蜂蜜和开水服用。1日服1次。此汁适用于烦躁不安、脘腹胀满等症。

【注意事项】

1. 吃东西时，细嚼慢咽，而且不要一次吃得太多、太撑。建议少食多餐。

2. 饭后不要一直闷坐在沙发上，可以起身走一走，洗个碗，或是散个步，温和轻缓的运动都有助于帮助消化。

3. 如果是服用了特殊的药物而造成胃肠的胀气、不适，如某些泻药或是减肥药，你可能就需要跟医生沟通，请求更换药物或是停药。

4.要克服不良情绪。焦躁、忧虑、悲伤、沮丧、抑郁等不良情绪也可能会使消化功能减弱，或是刺激胃部，造成过多的胃酸，使胃内气体过多，造成腹胀加剧。

5.可以用暖水带热敷腹部，也可以饭后按摩腹部，当然这只能起到暂时缓解的作用，真正治本的是克服不良情绪和注意锻炼身体，以及养成良好的饮食和生活习惯。

6.尽量少食用不易消化的食物。炒豆子、硬煎饼等硬性食物都不容易消化，因此在肠胃里滞留的时间会比较长，产生较多气体而引发腹胀。

7.平时避免喝碳酸饮料，并且最好不要用吸管喝饮料，因为这些都会无形中增加气体的摄入。

便秘

科学地讲，便秘不是一种具体的病名，而是多种疾病的一个症状。便秘指粪便在人体的肠内停留过久，以致使排便次数减少、粪便干结、排出困难或不尽。便秘有轻有重，不过无论哪种情况，都会让人感到烦恼。便秘时间上可以是暂时的，也可以是长久的。

如果你有以下症状，说明得便秘了：①排便次数减少，2~3天或更长时间一次；②没有固定而规律的排泄时间；③粪质干硬，常觉得排便很困难；④常觉得腹胀、腹痛、食欲减退；⑤会排出难闻的屁。

【特效食物】

苹果、香蕉、胡萝卜、蜂蜜：果胶含量多，可软化大便，减轻症状。

糠皮、麦麸、粗粮：可增加饮食中纤维的摄取量，以促进肠蠕动，减少便秘发生。

土豆、洋葱、黄豆：容易产气，气体在肠内鼓胀能增加肠蠕动，可下气利便。

【健康食谱】

蜂蜜麻油汤：蜂蜜50克，麻油25克。蜂蜜放入碗内搅拌起泡沫，边搅边将麻油缓缓掺入蜂蜜中，再搅匀即可。用开水冲饮（可冲开水约1000克），代茶饮。肠燥便秘者食之即可见效。

香蕉粥：香蕉200克，粳米50克。香蕉切成薄片，粳米淘洗净后煮粥，粥成时加入香蕉皮再煮约10分钟即可。此粥适用于大便干结、小便短赤、身热、心烦、腹胀腹痛、口干口臭等症。忌同时食用大量的鱼、肉、蛋等高蛋白食物，以免形成胃石症。

【注意事项】

1. 要注意饮食的量，只有足够的量，才足以刺激肠蠕动，使粪便正常通行和排出体外，特别是早饭要吃饱。

2. 要多喝水，特别是重体力劳动者，因出汗多、呼吸量大、水分消耗多，肠管内水分必然被大量吸收，所以要预防大便干燥就得多喝水。

3. 对经常容易发生便秘者一定要注意把大便安排在合理时间，每到时间就去上厕所，养成一个良好的排便习惯。

胃痛

胃痛又称胃脘痛，是以胃脘近心窝处常发生疼痛为主的疾患，包括西医的慢性浅表性胃炎、慢性萎缩性胃炎、胃溃疡、十二指肠溃疡、胃痉挛、胃下垂等多种病症。

临床应根据胃痛的不同特点，分辨不同的疾病。若病程较长，而且反复发作，痛的时间有规律性，常伴有嗳气、嘈杂、吞酸，考虑为消化性溃疡；若上腹部疼痛闷胀，无明显规律性，食后加重，呕吐，局部压痛较广泛而不固定，应考虑慢性胃炎；若胃脘胀痛，常随情绪变化而增减，痛无规律性，经各种检查无器质性病变时，应考虑为神经官能症；若患者形体瘦长，食后脘腹胀痛不适，站立时胃痛加剧卧时减轻，应考虑为胃下垂。

【特效食物】

花生：植物脂肪丰富，可抑制胃液分泌。

猴头菇：治疗消化系统疾病和抑制胃痛的良药，它含硫非常高。

【健康食谱】

黄芪猪肉方：猪瘦肉200克，黄芪30克，猴头菇60克，延胡索、香附、春砂仁、白芍各12克，高良姜5克，陈皮10克，淮山30克。先将猪瘦肉切成薄片，再和其余材料一起放入锅内，煮滚后用文火煲1小时30分。此方主治慢性胃炎之胃痛。

党参瘦肉方：猪瘦肉200克，党参30克，猴头菇60克，鸡内金、春砂仁、白芍各12克、川朴、木香、没药、台乌各10克，甘草8克，淮山、黄芪各30克。先将猪瘦肉切成薄片，再和其余材料一起放入锅内，武火煮滚，后用文火煲1小时30分。此方主治消化道溃疡之胃痛。

【注意事项】

1. 有吸烟嗜好的患者，应戒烟。

2. 胃痛的时候，尽量把皮带松开，这样可以让腹部舒服一点。平常尽量穿舒适宽松的衣服，以避免腹部受压。

3. 对于经常在晚上出现胃酸逆流的人来说，最好采用右侧在上、左侧在下的睡姿，同时把头部垫高，这样就可避免胃酸逆流的问题。

4. 不要在激烈运动之前或之后马上进餐。因为这样一来，会使得胃部负荷过重，而诱发胃痛。

5. 慎食过酸、过甜、过咸、过苦、过辛的食物，不可使五味有所偏嗜。

6. 长期胃痛者每日三餐或加餐均应定时，间隔时间要合理。急性胃痛者应尽量少食多餐，平时应少食或不食零食，以减轻胃的负担。

7. 胃痛者应忌食胡椒、花椒、茴香、龙眼肉、辣椒、桂皮、草豆蔻、生姜、葱、洋葱、砂仁、狗肉、羊肉、白酒等辛味食物以及冷茶、各种冷饮、冰镇食品等。

消化不良

消化不良实际上是所有胃部不适的总称，提示消化过程受到某种因素的干扰。现代医学认为，消化不良是由消化系统本身的疾病或其他疾病所引起的消化机能紊乱症候群。本证常因暴饮暴食、时饱时饥、偏食辛辣甘肥及过冷、过热、过硬之食物而引起。

上腹部疼痛是消化不良最常见的症状，疼痛多无明显的规律性，特点与胃溃疡极为相似。早饱、上腹胀、嗳气也为常见的症状，可单独或一组症状出现，有时伴有腹痛。相当多的患者伴有失眠、焦虑、抑郁、头痛、注意力不集中等精神症状，可能与患者对某些疾病的恐惧心理有关。

【特效食物】

山楂、菠萝：含消化酶比较多，可促进消化。

木瓜：含有木瓜蛋白酶，和人体内的胃蛋白酶相似，并含有其他分解牛奶蛋白和帮助消化淀粉的酶。

【健康食谱】

山楂肉粥：山楂30～40克，粳米、肉末各60克，红糖10克。先将山楂煎取浓汁，去浮渣后加入粳米、肉末一同煮成粥，食用时加红糖，空腹食用效果更佳。此粥可消食降气。

木瓜排骨汤：鲜木瓜1个，花生仁150克，猪排骨500克，红枣9枚，食盐、味精各适量。鲜木瓜去皮、子，洗净切厚片；花生用清水浸泡30分钟；排骨洗净剁成小块，红枣去核，洗净。将上述原料全部放入砂锅中，加清水适量，用大火煮沸后，再改用小火炖3小时，加入食盐、味精调味即可。佐餐食用，每天1～3次，每次150～200毫升。本汤具有清热润燥、健脾通便之功效；适用于慢性胃炎、胃及十二指肠溃疡所致的消化不良者食用。

白术菊花肫：鸭肫200克，白术20克。A料：盐、味精、太白粉、黄酒、醋、酱油各适量。B料：葱末、姜末、青蒜各1大匙，麻油适量。将鸭肫洗净，每个切成四块，在切口处划出交叉口，放沸水中氽一下，待肫花翻开时捞起。将白术加水1杯煎煮30分钟，滤取药汁约1大匙，放在小碗中，加入一部分A料拌匀备用。炒锅下油烧热后，放入肫花翻炒至熟，再加剩余A料拌炒至汁稠，加入B料，炒匀即可。此法可健脾和胃，补中助气，适合脘腹胀闷、消化不良者食用。

【注意事项】

1. 秋凉之后，昼夜温差变化大，要注意胃部的保暖，适时增添衣服，夜晚睡觉盖好被褥，以防腹部着凉而引发胃痛或加重旧病。

2. 饮食应以温、软、淡、素、鲜为宜，做到定时定量，少食多餐，使胃中经常有食物和胃酸进行中和。

3. 消化不良等症的发生与发展，与人的情绪、心态密切相关。因此，要讲究心理卫生，保持精神愉快和情绪稳定，避免紧张、焦虑、恼怒等不良情绪的刺激。同时，注意劳逸结合，防止过度疲劳而殃及胃病的康复。

4. 忌食燥热、辛辣食品，如烧烤、煎炸食品、咖啡、碳酸饮料、橘汁、脂肪食品、面食、胡椒、马铃薯片、红肉、西红柿及辣椒。

5. 消化不良者的饮食宜温和、无刺激，进餐时忌饮水，以免稀释胃液，妨碍消化。

胆结石

胆结石又称胆系结石病或胆石症，是胆道系统的常见病，按发生部位可分为胆囊结石、胆总管结石和肝内胆管结石三种类型。

胆囊结石多为胆固醇和混合性结石，其发生在胆囊内一般不会引起黄疸，也不会产生绞痛（除卡住了胆囊管外），患者平时偶有中上腹或右上腹的饱闷感，有时有嗳气、嗳酸、腹胀等消化不良症状，吃油腻食物后症状加重。部分患者终身没有症状。

胆总管结石多见于胆红素结石，可原发于胆总管，也可来自胆囊或肝内胆管。当胆石在胆总管内卡住时，患者出现疼痛，常伴有黄疸、寒战、发热，大便呈灰色，小便颜色深如浓茶一样。如此时又有胆总管炎症时，就会导致高热、昏迷等。

肝内胆管结石多为胆红素结石，占胆石症的15%左右。由于胆石较小，呈泥沙样，容易向下流动，因此多同时合并有胆总管结石。患者常从幼年时就有反复发作的腹痛、发冷、发热、黄疸等病史。患者的眼睛、皮肤会发黄，即常说的"梗阻性黄疸"。因为胆道被阻塞会引起胆道炎，还会引起重症胆管炎，出现中毒、休克、血压下降、脉搏加快、神志淡漠等症状，体温可高达39℃以上。其他感染还会引起肝内化脓性胆管炎、肝脓肿等。

【特效食物】

金钱草： 有利尿通淋及排石的作用，中医常用于治疗胆、肾结石。

蒲公英： 可清热解毒，治疗胆结石。

【健康食谱】

蒲公英粥：蒲公英40~60克（或鲜品60~90克），粳米50~100克，白糖少许。将蒲公英择净，放入锅中，加清水适量，浸泡5~10分钟后，水煎取汁，加大米煮粥，或将鲜蒲公英择洗干净，切细，待粥熟时调入粥中，加入白糖，再煮一、二沸即成。每日2~3次，稍温服。3~5天为一疗程。

清蒸鲑鱼：鲑鱼1片（300克），葱60克、蒜、辣椒各20克、料酒、生粉各1大匙，盐1/2小匙、蚝油、胡椒粉、白糖各1小匙。鲑鱼洗净，加入料酒、生粉腌15分钟。葱切丝、蒜切片、辣椒切丝，取一半的量铺盘底，再把腌好的鱼放上。鱼表面淋上调匀的蚝油、胡椒粉、白糖、料酒等调味料，将剩余的葱丝铺上，送入蒸笼大火蒸10分钟，用筷子刺鱼肉、不沾筷即可食用。此膳能降低胆固醇，预防胆结石，吃起来也十分鲜美。

豆薯拌番茄：豆薯200克，番茄100克，金橘酱3大匙，黑芝麻少许。将番茄、豆薯洗净切条状，放入容器里头，加入金橘酱、黑芝麻拌匀，凉拌2小时后即可食用。此膳不但能消暑，还能预防胆结石、减少胆固醇。

【注意事项】

1. 平时多动。有些人运动少，天长日久其胆囊肌的收缩力必然下降，胆汁排空延迟，容易造成胆汁瘀积，胆固醇结晶析出，为形成胆结石创造了条件。

2. 注意减肥。研究表明，体重超过正常标准15%以上的人，胆结石发病率比正常人高5倍。

3. 一定要吃早餐。长期不吃早餐会使胆汁浓度增加，有利于细菌繁殖，容易促进胆结石的形成。

4. 餐后不要吃零食。餐后坐着吃零食的习惯可能是中国胆结石发病率逐年增高的原因之一。当人呈一种蜷曲体位时，腹腔内压增大，胃肠道蠕动受限，不利于食物的消化吸收和胆汁排泄，饭后久坐妨碍胆汁酸的重吸收，致胆汁中胆固醇与胆汁酸比例失调，胆固醇易沉积下来。

5. 每晚喝一杯牛奶，可以使胆囊定时收缩、排空，减少胆汁在胆囊中的停留时间，有效预防胆结石。坚果类食物也是预防胆结石的绝佳选择。

6. 胆结石患者绝对不能吃内脏、蛋黄等富含胆固醇的食物；禁食如马铃薯、地瓜、豆类、洋葱等容易产生气体的食物；脂肪含量多的高汤也在禁忌之列；少吃生冷、油腻、高蛋白、刺激性食物及烈酒等易助湿生热的食物，以防胆汁瘀积；加工食品和高糖分的食物也要避免进食。

缓解骨肌疼痛

落枕

在生活中，我们经常会遇到这样的情况：某天早晨起床突然感到脖子痛，头只能歪向一侧，如向后看时，须向后转动整个躯干。这时我们就知道自己"落枕"了。

落枕又称"失枕"，是一种常见病，好发于青壮年，以冬春季多见。它一方面可因肌肉扭伤所致，如夜间睡眠姿势不良，或睡眠时枕头不合适使头颈处于过伸或过屈状态，引起颈部一侧肌肉紧张，时间较长即发生静力性损伤，从而导致肌筋强硬不和、气血运行不畅、局部疼痛不适、动作明显受限等。另一方面可因外感风寒所致，如睡眠时受寒，使颈背部气血凝滞、筋络痹阻，以致僵硬疼痛，动作不利。

【特效食物】

葛根：行气活血，防治落枕。

枸杞子：行气活血，防治落枕。

【健康食谱】

葛根赤小豆粥：葛根15克，赤小豆20克，粳米30克。葛根以水煎，去渣取汁，与赤小豆、粳米共煮粥服食，适用于颈项僵硬者。

枸杞牛肉粥：黄牛肉丁50克，糯米100克，枸杞子20克。黄牛肉丁、糯米入锅中，加清水共煮粥，待粥将熟时放入枸杞子，在共煮成粥加味后服食，适用于颈项不利者。

【注意事项】

1. 准备一个好枕头。枕头最好中间部分呈凹型；高度应为8～10厘米，男士大约在10～15厘米；宽度相当于肩至耳的距离即可，柔软度以易变形为宜。

2. 做好防寒保暖工作。睡觉时要盖好颈部，将被子往上"拉一拉"；天气炎热时，不要将颈部长时间对着电风扇吹，睡觉不可睡在有"穿堂风"的地方。

3. 经常做一做颈部运动，以增强颈部力量，增加抵抗能力。

类风湿性关节炎

类风湿性关节炎，又称类风湿，在中医里属于"痹证"、"痹病"范畴，是一种以关节滑膜炎为特征的慢性全身性自身免疫性疾病，临床主要表现为慢性、对称性、多滑膜关节炎和关节外病变。该病好发于手、腕、足等小关节，反复发作，呈对称分布。早期有关节红肿热痛和功能障碍，还可能出现关节周围或内脏的类风湿结节，并可有心、肺、眼、肾、周围神经等病变，晚期关节可出现不同程度的僵硬畸形，并伴有骨和骨骼肌的萎缩，极易致残。

【特效食物】

川乌：可消肿止痛、祛风散寒，适用于类风湿性关节炎。

桃仁：含苦杏仁甙、苦杏仁酶等成分，具有活血祛瘀的功效。

【健康食谱】

川乌粥：制川乌去皮尖后碾成末，粳米半碗。取川乌末6克，同米用慢火熬成稀粥，下姜汁10毫升，蜂蜜3小匙，搅匀，空腹喝，温为佳。此粥适用于关节肿胀冷痛，遇寒疼痛加剧、得热痛减及平时怕冷的类风湿性关节炎患者。

桃仁粥：取桃仁15克，粳米150克。先将桃仁捣烂如泥，再加水研汁，去渣用粳米煮为稀粥，此粥适用于关节肿胀刺痛，关节周围肤色变深变暗，舌质紫暗类的风湿性关节炎患者。

木瓜薏米羹：木瓜4个，蒸熟去皮；薏米250克，煮熟，两者共研烂如泥。蜂蜜1千克，调入和匀，放于干净容器。每日晨起温热服2~3匙。此羹适用于关节红肿热痛、口渴、小便黄、大便干结、舌苔黄的类风湿性关节炎患者。

【注意事项】

1. 应经常参加体育锻炼或生产劳动，如保健体操、练气功、太极拳、做广播体操、散步等，凡是能坚持体育锻炼的人，抗御风寒湿邪侵袭的能力比一般没经过体育锻炼者强得多。

2. 春季雨水较多，是类风湿性关节炎的好发季节，要防止受寒、淋雨和受潮，关节处要注意保暖，不穿湿衣、湿鞋、湿袜等。夏季不要贪凉、空调不能直吹、不要暴饮冷饮等，秋冬季节要防止受风寒侵袭，注意保暖是最重要的。

3. 有些类风湿性关节炎是在患了扁桃体炎、咽喉炎、鼻窦炎、慢性胆囊炎、龋齿等感染性疾病之后而发病的。所以，预防感染和控制体内的感染病灶也是重要的。

4. 要少食牛奶、羊奶等奶类和花生、巧克力、小米、干酪、奶糖等含酪氨酸、苯丙氨酸和色氨酸的食物；少食肥肉、高动物脂肪和高胆固醇食物；少饮酒和咖啡、茶等饮料；注意戒烟和避免被动吸烟。

小腿抽筋

小腿抽筋，俗称"转筋"，在医学上被称为腓肠肌痉挛，是痛性痉挛当中最为常见的一种。

腓肠肌痉挛一般情况下会持续数十秒至数分钟，是小腿肚突然发生抽搐疼痛的一种病症。严重时小腿肚剧烈疼痛，肌肉痉挛强硬，活动受限，甚至不能行走。

过度劳累、寒冷均可以导致小腿抽筋。如长时间步行或者是爬山，使踝关节经常处于背伸状态，腓肠肌总是呈牵拉紧张状态，再加上小腿受凉，就会出现腓肠肌疼痛和痉挛。此外，全身脱水失盐、缺钙、动脉硬化也可能引发腓肠肌的痉挛。

【特效食物】

牛肉：牛肉含有丰富的蛋白质，其氨基酸组成比猪肉更接近人体需要，能提高机体抗病能力，适用于中气下陷、气短体虚、筋骨酸软、贫血久病及面黄目眩者食用。

冬菇：冬菇含有丰富的蛋白质和多种人体必需的微量元素，可缓解小腿抽筋。

【健康食谱】

牛肉末炒芹菜：牛肉50克，芹菜200克，酱油、盐各5克，干淀粉10克，料酒、葱、姜各2克，植物油15克。将牛肉去筋膜洗净，切碎；用酱油、干淀粉、料酒调汁拌好；将芹菜洗净切碎，用开水烫过；葱切葱花；姜切末。锅置火上，放油烧热，先下葱、姜煸炒，再下牛肉末，用旺火快炒，取出待用。锅中留余油烧热，下芹菜快炒，加盐炒匀，然后放入炒过的牛肉末，再用旺火快炒，并加入剩余的酱油和料酒，搅拌几下即成。此菜含钙丰富，牛肉具有益气补血、强筋健骨的作用，常食可增加钙、磷、铁的补充，防治小腿抽筋，孕妇食用有利于胎儿的发育。

冬菇油菜：冬菇50克，油菜200克，植物油20克，盐15克，味精少许。油菜择洗干净，切成3厘米长的段，梗叶分置；冬菇用温开水泡开去蒂。锅置火上，放油烧热，先放油菜梗，至六七分烂，加盐，再下油菜叶同炒几下。放入冬菇和浸泡冬菇的汤，烧至菜梗软烂，加入味精调匀即成。此菜含钙、铁丰富，同时还含蛋白质、脂肪、维生素B_1、维生素B_2、维生素C及磷等营养素，常食能补充钙的摄入，防治小腿抽筋。

【注意事项】

1.要加强体育锻炼，锻炼时要充分做好准备活动，让身体都活动开，这时下肢的血液循环顺畅，再参加各种激烈运动或比赛，就能避免腿抽筋。

2.要注意驱寒保暖，也要注意睡眠姿势，不让局部肌肉受寒。

3.平足和其他身体构造的问题使一些人特别容易发生腿抽筋。选择合适的鞋是避免腿抽筋的方法之一。

4.很多人睡觉时喜欢把被子捂得紧紧的。特别在仰卧的时候，被子可能压住足部，这样使腓肠肌和足底肌肉紧绷。紧绷的肌肉很容易发生痉挛，此时只要将被褥拉松一些就可以了。

5.睡前伸展腓肠肌和足部肌肉可有助于在第一时间预防抽筋。伸展方法和腿抽筋时伸展腓肠肌和足部肌肉的方法相同。还可以将足前部置于楼梯踏步的第一阶，慢慢下压脚跟使脚跟位置低于阶梯位置。

腰椎间盘突出

腰椎间盘突出症是骨伤科常见病，在中医学上可归为"腰痛"、"腰腿痛"范畴。腰椎间盘存在于腰椎的各个椎体之间，为腰椎关节的组成部分，对腰椎椎体起着支撑、连接和缓冲的作用，它的形状像个压扁的算盘珠，由髓核、软骨板、纤维环三部分组成。当由于外伤、退变等原因造成纤维环后凸或断裂，髓核脱出，就称为腰椎间盘突出。由于脊髓由间盘的后方经过，当突出的间盘压迫脊神经或马尾神经引起腰腿痛或大小便失禁，甚至引起瘫痪时，就称为腰椎间盘突出症。

多数腰椎间盘突出患者在腰部扭伤后产生剧烈疼痛，无法翻身，随后腰痛转到腿部，在咳嗽、打喷嚏和大便用力时腰腿痛加重，甚至肛门周围出现麻木，大小便困难。卧床休息几日后，症状可逐渐缓解。除此之外，患者患侧下肢直腿抬高试验有疼痛加重，头颈被动前屈时也会引起腰腿痛加重。患侧下肢伸足或伸拇趾无力，小腿与足有皮肤麻木区，膝反射与跟腱反射减弱。

【特效食物】

羊肾：富含各种营养素，可治肾虚劳损、腰脊疼痛、足膝痿弱等症。

杜仲：富含多种微量元素，与人体内分泌系统、免疫功能系统、生长发育系统的结构和功能有密切关系，特别是与抗衰老有密切关系，可补肝肾、强筋骨。

【健康食谱】

羊肾杜仲：新鲜羊肾1对，杜仲30克，精盐适量。将羊肾剖开，洗净，把杜仲夹于剖开的羊肾内，用细线将羊肾缠紧，放入碗内。碗内加少量水及精盐，置锅内隔水慢火蒸2小时取出。分次食用羊肾，可连续食用。补肾强腰，养精益髓，适用于腰椎间盘突出。

腰花粥：猪腰子1副，粳米65克，葱白、姜片、料酒、精盐、鸡精各适量。将猪腰子洗净，去筋膜，切成小块，放入沸水中烫一下。将粳米洗净，放入锅中，加清水适量，用小火熬成粥，调入腰花、精盐、料酒、葱白、姜片、鸡精，煮沸后即可食用。适用于腰椎间盘突出兼有腰膝软弱、酸痛、行路艰难的患者。

【注意事项】

1. 不要穿任何带跟的鞋，除了高跟鞋之外，中跟鞋和坡跟鞋也不可以穿。

2. 防止腰腿受凉，防止过度劳累。

3. 站或坐姿势要正确。做到"站如松，坐如钟"，胸部挺起，腰部平直。同一姿势不应保持太久，适当进行原地活动或腰背部活动，可以解除腰背肌肉疲劳。

4. 提重物时不要弯腰，应该先蹲下拿到重物，然后慢慢起身，尽量做到不弯腰。

5. 卧床休息，宜选用硬板床，保持脊柱生理弯曲。

6. 平时应加强腰背肌锻炼，加强腰椎稳定性。

踝关节扭伤

在外力作用下，踝关节骤然向一侧活动而超过其正常活动度时，引起关节周围软组织如关节囊、韧带、肌腱等发生撕裂伤，称为踝关节扭伤。轻者仅有部分韧带纤维撕裂，重者可使韧带完全断裂或韧带及关节囊附着处的骨质撕脱，甚至发生踝关节脱位。

踝关节扭伤一般分为内翻扭伤和外翻扭伤两大类。其中，内翻扭伤会导致外侧韧带损伤，其临床表现是踝外侧疼痛、肿胀、走路跛行；有时可见皮下瘀血；外侧韧带部位有压痛；足内翻时，引起外侧韧带部位疼痛加剧。外翻扭伤会导致内侧韧带损伤，其临床表现与外侧韧带损伤相似，但位置和方向相反，表现为内侧韧带部位疼痛、肿胀、压痛，足外翻时会引起内侧韧带部位疼痛，也可有撕脱骨折。

【特效食物】

桃仁： 破血行瘀，适用于扭伤早期。

当归： 补益肝肾、气血，促进更牢固的骨痂生成。

排骨： 补充钙质。

【健康食谱】

桃仁粥： 桃仁15克，红糖适量。将桃仁捣烂，水浸后研汁去渣，加入红糖、粳米，加水400毫升，一起熟烂成粥即可。每天吃2次，连续吃7~10天，具有活血化瘀、消肿止痛的作用，适用于扭伤早期。

当归排骨汤： 取当归、续断各10克，骨碎补15克，新鲜猪排骨或牛排骨250克，加水炖煮1小时以上，连汤带肉一起服用，每天1次，连吃1~2周。有助于祛瘀续断，适用于扭伤中期。

当归生姜羊肉汤： 取当归20克、生姜12克、羊肉300克，加水1500毫升，一起放入锅中煮烂至熟即可。食肉喝汤，每天1次。此汤具有养血活血、温经散寒、止痛的作用，特别适于骨折后期及年老体虚患者。

【注意事项】

1. 伤后立即用拇指指腹压迫痛点止血，趁局部疼痛尚轻、关节两侧肌肉未出现痉挛时，立即做踝关节强迫内翻或外翻试验和抽屉试验，以了解韧带是否完全断裂。

2.韧带轻度扭伤，应立即冷敷，然后用棉花或海绵置于扭伤部位作加压包扎并抬高伤肢。绷带包扎时要注意行走方向，如外侧韧带损伤时，使踝关节处于轻度外翻背伸位。

3.早期敷药后用绷带包扎，保持踝关节于受伤韧带松弛的位置，并暂时限制走路。韧带撕裂伤较严重者，可选用胶布或夹板固定踝关节于0°位，内翻扭伤采用外翻固定，外翻扭伤采用内翻固定，并适当抬高患肢，以利消肿。

调治中老年人常见病

糖尿病

糖尿病是一种比较常见的内分泌代谢性疾病。该病主要是由于胰岛素分泌不足，以及胰升高血糖素分泌过多导致的。多见于40岁以上喜食甜食而肥胖者，城市多于农村，常有家族史，故与遗传有关。少数患者与病毒感染和自身免疫反应有关。

在临床上，糖尿病以高血糖为主要特点，典型病例可出现多尿、多饮、多食、消瘦等表现，即"三多一少"症状，血糖一旦控制不好会引发并发症，导致肾、眼、足等部位的衰竭病变，严重者甚至会造成尿毒症。

现代医学将糖尿病分为四大类，即1型糖尿病、2型糖尿病、妊娠糖尿病及其他特殊类型糖尿病。在糖尿病患者中，2型糖尿病所占的比例约为95%。

【特效食物】

苦瓜：苦瓜粗提取物具有显著的降低血糖的作用，类似于胰岛素。

山药、菠菜、豌豆：均有不错的降血糖作用。

【健康食谱】

苦瓜烧豆腐：苦瓜150克，水豆腐100克，植物油、食盐各适量。苦瓜去子，切薄片后入锅炒至八成熟，加入豆腐、食盐，烧至熟透食用。此膳食有清热、利尿、降糖之功效。

菠菜根汤：取鲜菠菜根60～120克、干鸡内金15克，水煎服。每日1剂，2～3次分服。此汤可敛阴润燥、止渴。适用于糖尿病、消渴饮水无度者。

豌豆方：豌豆适量。每日取适量豌豆煮食，长期坚持，可见疗效。此方可和中生津、止渴下气，适用于糖尿病患者。

山药粥：生山药、粳米各60克，酥油适量。粳米加水如常法煮粥。山药去皮为糊后用酥油炒，令凝，用匙揉碎，放入粥内拌匀，可作早点食用。此方可润肺健脾、益气固精，适用于糖尿病脾肾气虚，腰酸乏力、大便溏泄、多食易饥者。

【注意事项】

1. 不暴饮暴食，吃饭要细嚼慢咽，多吃蔬菜，尽可能不在短时间内吃含葡萄糖、蔗糖量大的食品。

2. 性生活要有规律，防止感染性疾病。

3. 不要吃过量的抗生素，以防诱发糖尿病。

4. 多锻炼身体，少熬夜。

5. 严格控制糖的摄入量，少吃含糖食物，如餐后甜品、蛋糕，以及哈密瓜、香蕉等这样的甜水果都要少吃，而适宜选择一些含糖量少、水分多的水果，如苹果、杏子、不太甜的西瓜、橙子等。

6. 糖尿病患者不能吃糖是指日常饮食不能直接食用蔗糖和葡萄糖，果糖是可以吃的，果糖的分解不需要胰岛素的参与。但是蜂蜜的主要成分是果糖与葡萄糖，请患者慎食蜂蜜。

7. 目前美国糖尿病协会（ADA）主张糖尿病患者饮食中碳水化合物应占总营养成分的55%～60%，蛋白质摄入量不应超过每日总营养成分的15%，以每日每千克体重0.8～1.2克为宜。每日脂肪摄入总量不能超过总营养成分的30%，以每日每千克体重0.6～1克为好，如肥胖患者尤其有血脂过高或有动脉硬化者，脂肪摄入量应视具体情况进行调整。

8. 酒是糖尿病患者的禁食之品，长期饮酒会恶化糖尿病病情。

9. 淀粉能使血糖升高，因此糖尿病患者忌吃土豆、甘薯、藕粉、栗子、粉条等淀粉含量高的食物。

10. 糖尿病患者可饮冷茶而不宜饮热茶。因为茶叶中含有能抑制胰岛素合成的物质，同时也含有能除去血液中过多糖分的多糖类物质。倘若用开水或温开水泡茶，就使茶叶中的多糖类物质受到严重破坏而降低疗效。因此，糖尿病患者饮茶时，最好是用冷开水浸泡。

高血压病

高血压病是一种以动脉血压持续升高为主要表现的慢性疾病。在静息状态下，成人正常血压≤18.7kPa（140mmHg），舒张压≤12.0kPa（90mmHg）。凡收缩压≥21.3Kpa（160mmHg）或舒张压≥12.7kPa（95mmHg）的，均称为高血压病。介于正常和高血压之间的，称为临界高血压。

高血压病可伴有心脏、血管、脑和肾脏等器官功能性或器质性改变的全身性疾病。然而，大部分高血压病患者都没有明显的症状，所以很多人是在平日量血压时才发现的。当然，也有一部分人是在出现相关症状之后就医发现的，如头痛，尤其在太阳穴的两边痛，紧张时特别痛，而且痛时会伴有搏动的感觉。也有人会感到头晕、眼花、视物不清等，心胸部不适也有可能是症状之一，但不常见。

【特效食物】

香蕉：含钾量特别高，有益于降血压。

花生：醋花生对降血压有一定的功效。

【健康食谱】

香蕉芝麻方：香蕉500克，黑芝麻25克。将黑芝麻炒至半熟，用香蕉蘸食。每日1剂，2～3次分食。此方可滋补肝肾、润燥降压。适用于肾阴虚，肝阳上亢型高血压病患者。

醋泡花生米：花生米若干。将花生米浸泡醋中，5日后食用，每天早上吃10～15粒。

松花蛋淡菜方：松花蛋1只，淡菜30克，调料适量。将淡菜泡发，去杂洗净，切末，加入松花蛋、调料拌匀食用，每晚

1剂，连服10～15日。此方可滋阴降火、解热除烦。适用于高血压病、耳鸣眩晕者。

【注意事项】

1.高血压病患者平时应注意精神上的调摄，保持心情开朗，多吃清淡之品如玉米粥、冬瓜汤、莲藕汤、丝瓜汤、水瓜汤，每周吃2～3次薏苡仁粥，可缓解老年高血压病之头晕头痛、目眩耳鸣、夜难入寐等症状。

2.在吃过午饭后不宜立即活动，应小睡一会儿，午睡时间一般以半小时至一小时为宜，老年人也可延长半小时。无条件平卧入睡时，可仰坐在沙发上闭目养神，使全身放松，这样有利于降压。

3.睡前娱乐活动要有节制，这是高血压病患者必须注意的一点，如下棋、打麻将、打扑克要限制时间，一般以1～2小时为宜，要注意控制情绪，坚持以娱乐健身为目的，不可计较输赢，不可过于认真或激动，否则会导致血压升高。

4.早晨醒来，不要急于起床，应先在床上仰卧，活动一下四肢和头颈部，伸一下懒腰，使肢体肌肉和血管平滑肌恢复适当张力，以适应起床时的体位变化，避免引起头晕。然后慢慢坐起，稍微活动几次上肢，再下床活动，这样血压不会有太大波动。

高脂血症

高脂血症本来是中老年人的常见病，但是由于人们越来越不注意饮食，因此，高脂血症也开始威胁年轻人的健康。血脂增高，特别是血胆固醇增高，既是动脉硬化性心、脑血管病的主要原因之一，又与缺血性心脏病的发生率有明显关系，应引起重视。人体内的胆固醇与中性脂肪需通过血液检查才能查出。大家也可通过以下方法进行自我判断。

1. 胆固醇过高时，皮肤上会鼓起小黄色斑块。多长在眼皮、胳膊肘、大腿、脚后跟等部位。

2. 中性脂肪过高时，皮肤内会出现许多小指头大小的柔软痘状物，皮色正常，主要长在背、胸、腕、臂等部位，不痛不痒。

3. 手指叉处如果变成黄色，表示体内的胆固醇和中性脂肪都过高。

4. 肥胖者胆固醇积于肝脏内会引起肝大，在深呼吸时可触到肝脏下缘。

5. 睑黄疣是中年妇女血脂增高的信号。睑黄疣为淡黄色小皮疹，多发生在眼睑上，初起如米粒大，微微高出皮肤，与正常皮肤截然分开，边界不规则，甚至可布满整个眼睑。

【特效食物】

山楂：含有脂肪酶、山楂酸等成分，能扩张血管、降低血压、降低胆固醇。

泽泻：含有萜类化合物，可干扰体内胆固醇的合成，并能改善肝对脂肪的代谢，影响脂肪的分解。

莲藕：有一定的减肥消脂作用，常用可使血脂下降。

【健康食谱】

山楂粥：山楂30～45克（或鲜山楂60克），粳米100克，白糖适量。将山楂煎取浓汁，去渣，与洗净的粳米同煮，粥将熟时放入白糖，稍煮1～2沸即可食用，10日为1疗程。此粥可健脾胃、助消化、降血脂。

绿豆萝卜灌莲藕：莲藕1节，绿豆200克，胡萝卜125克。将绿豆洗净，置温水中浸泡30分钟后滤干。胡萝卜洗净，切碎捣成泥，用适量白糖将绿豆和胡萝卜调匀。藕洗净，用刀切开靠近藕节的一端，切下部分留作盖，将和匀的绿豆萝卜泥塞入藕洞内，塞满为止，将切下部分盖在原处，用竹签插牢，上锅隔水蒸熟，当点心吃。此膳可降低血脂。

泽泻粥：泽泻15～30克，粳米50～100克，白糖适量。先将泽泻洗净，煎汁去渣，加入淘净的粳米共煮成稀粥，加入白糖，稍煮即成。每日1或2次，温热服。此粥可降血脂、泻肾火、消水肿。

【注意事项】

1. 加强体力活动和体育锻炼：体力活动不仅能增加热能的消耗，而且可以增强机体代谢，提高体内某些酶，尤其是脂蛋白酯酶的活性，有利于甘油三酯的运输和分解，从而降低血中的脂质。

2. 戒烟，少饮酒：适量饮酒，可使血清中高密度脂蛋白明显增高，低密度脂蛋白水平降低。酗酒或长期饮酒，则可以刺激肝脏合成更多的内源性甘油三酯，使血液中低密度脂蛋白的浓度增高，引起高胆固醇血症。嗜烟者冠心病的发病率和病死率是不吸烟者的2～6倍，且与每日吸烟支数呈正比。

3. 避免过度紧张：情绪紧张、过度兴奋可以引起血中胆固醇及甘油三酯含量增高。凡有这种情况，可以应用小剂量的镇静剂（遵医嘱）。

4. 控制饭量：因为过量的碳化合物会转化为脂肪，所以每餐的主食应定量食用。

5. 多食豆类食物：多吃含纤维素、维生素的食物，如粗粮、大蒜、芹菜、粗燕麦、苹果、洋葱、茄子、海带、香菇、山楂等，可以促进胆固醇的排泄，降低血脂，有预防动脉硬化的作用。

脂肪肝

脂肪肝，是指由于各种原因引起的肝细胞内脂肪堆积过多的病变。引起脂肪肝的原因很多，主要是饮食不节，长时期饮酒，过分强调营养，追求高糖、高蛋白、高脂肪三高饮食；为了减肥而长期忍受饥饿，也可造成肝内脂蛋白合成减少及肝细胞中脂蛋白释出障碍；素有糖尿病、肥胖症以及药物等中毒性肝损害。

脂肪肝的临床表现多样，轻度脂肪肝有的仅有疲乏感，而多数脂肪肝患者较胖，故更难发现轻微的自觉症状。中重度脂肪肝有类似慢性肝炎的表现，可有食欲不振、疲倦乏力、恶心、呕吐、体重减轻、肝区或右上腹隐痛等，少数患者可出现脾大、蜘蛛痣和肝掌。由于患者转氨酶常有持续或反复升高，又有肝脏肿大，本病易误诊为肝炎，应特别注意鉴别。

【特效食物】

菠菜：甲硫氨基酸含量丰富。

何首乌：能够阻止胆固醇在肝内沉积，清除肝脏和血液中的低密度脂蛋白，防治脂肪肝。

【健康食谱】

何首乌粥：何首乌20克，粳米50克，大枣2枚。将何首乌洗净晒干，打碎备用，再将粳米、红枣加清水600毫升，放入锅内煮成稀粥，兑入何首乌末搅匀，文火煮数沸，早晨空腹温热服食。

菠菜蛋汤：菠菜200克，鸡蛋2只。将菠菜洗净，入锅内煸炒，加水适量，煮沸后，打入鸡蛋，加盐、味精调味，佐餐。

赤小豆鲤鱼汤：赤小豆150克，鲤鱼1条（约500克），玫瑰花6克。将鲤鱼活杀去肠杂，与余两味加水适量，共煮至烂熟。去花调味，分2～3次服食。

【注意事项】

1. 整天坐办公室的人，如果能坚持每天多走一段路、多爬一次楼，对预防脂肪肝是有益的。

2. 肝脏是人体的化工厂，任何药物进入体内都要经过肝脏解毒，所以平时不要动不动就吃药。对出现有症状的脂肪肝患者，在选用药物时更要慎重谨防药物的毒副作用，特别对肝脏有损害的药物绝对不能用，避免进一步加重肝脏的损害。

3. 心情要开朗不暴怒，少气恼，注意劳逸结合等也是相当重要的。

4. 多饮水，以促进机体代谢及代谢废物的排泄。

5. 要注意热量控制：男子1天饮食热量不超过1800千卡，女子不超过1500千卡。

6. 选用脱脂牛奶，烹调时尽量选用植物油，少食动物内脏、肥肉、脑髓等高脂肪、高胆固醇食物，少食煎、炸食物和甜食，每天盐的摄入量控制在6克以内。

冠心病

冠心病是一种最常见的心脏病，是指因冠状动脉狭窄、供血不足而引起的心肌机能障碍和（或）器质性病变，故又称缺血性心脏病。冠心病患者常表现为胸腔中央发生一种压榨性的疼痛，并可迁延至颈、颌、手臂、后背及胃部，并可能伴有眩晕、气促、出汗、寒战、恶心及昏厥等症状。重症患者可能因为心力衰竭而死亡。

冠状动脉粥样硬化是冠心病最常见的病因。当冠状动脉狭窄仅引起心肌一时性的供血量不足时可发生心绞痛；当冠状动脉发生急性闭塞时，心肌严重缺血且持久，使心肌发生结构上的损坏，则称为心肌梗死，其程度及后果比心绞痛要严重得多。精神紧张、寒冷、兴奋、饱餐等均可诱发心绞痛；过强的体力劳动、饱餐或精神紧张、情绪激动等也可诱发心肌梗死。

【特效食物】

黄豆及豆制品：豆类含植物固醇较多，有利于胆酸排出，大豆蛋白有降低胆固醇和预防动脉粥样硬化的作用。

山楂：富含维生素C和胡萝卜素，具有显著扩张冠状动脉和镇静作用。

海带、紫菜、黑木耳：富含蛋氨酸、钾、镁、钙、碘等营养成分，有利于冠心病的治疗。

【健康食谱】

山楂益母茶：山楂30克，益母草10克，茶叶5克。将上三味放入杯内，用沸水冲泡，代茶饮用。每日1剂。适用于气滞血瘀、心络受阻型冠心病患者。

山楂柿叶茶：山楂12克，柿叶10克，茶叶3克。将上三味放入杯内，用沸水冲泡，代茶饮用。每日1~2剂。此茶可活血化瘀、降压降脂。适用于冠心病、高脂血症患者。

酸枣仁粥：酸枣仁60克，粳米200克。先将酸枣仁炒熟，加水煎沸30分钟，去渣，再加入洗净的粳米煮粥食用。每日1剂。此粥可补肝益胆、宁心安神。适用于冠心病之惊悸、盗汗、虚烦不眠、多梦等。

洋葱炒肉片：洋葱150克，瘦猪肉50克。瘦猪肉洗净切薄片，洋葱洗净切片，将油锅烧热，先放瘦肉翻炒再放洋葱与肉同炒，加调料，再炒片刻即成。此膳可滋肝益肾、化浊去瘀、利湿解毒，主治冠心病、高脂血症、高血压等症。

【注意事项】

1. 避免饱食及吸烟、饮酒等，积极治疗高脂血症、动脉硬化症。

2. 平时保持心胸开阔，避免精神紧张、情绪激动，平时多注意休息。

3. 适当从事非竞技体育锻炼，如步行、慢跑、体操、太极拳等。

痛风

痛风是新陈代谢异常性的疾病，是由于血液里的尿酸过高，引起尿酸盐聚积而沉淀在关节、泌尿道及软组织等地方所引起肿痛的病症。一般情况下，男性发病率要高于女性。此病主要侵犯男性和老年女性，多数患者具有家族病史。临床特征为急性或者是慢性痛风性关节炎，反复急性发作。

【**特效食物**】

牛奶、奶酪：所含嘌呤少，对防治痛风有帮助。但不要喝酸奶，因为它含乳酸较多，对痛风患者不利。

马铃薯：可以降低血和尿液的酸度。

西瓜、冬瓜：不但是碱性食品，而且多酚咖啡具有利尿作用，对痛风患者更有利。

【**健康食谱**】

马铃薯萝卜蜜：马铃薯、胡萝卜、黄瓜、苹果各300克，蜂蜜适量。原料均切块榨汁，调入蜂蜜即可饮用，可治痛风。

芦笋萝卜蜜：绿芦笋80克，胡萝卜300克，柠檬60克，芹菜100克，苹果400克。原料切块榨汁，然后用蜂蜜调味饮用。适用于痛风患者，可利尿和降低血尿酸。

芦笋橘子汁：绿芦笋60克，胡萝卜300克，橘子200克，苹果400克。原料均切块入榨汁机中，酌加冷开水制成汁饮用，适用于痛风患者，可降低血尿酸。

百合粳米粥：新鲜百合50～100克，粳米适量。原料入锅中加适量水煮粥，可长期服用。也可单味百合煎计长期用，因百合中含一定量的秋水仙碱，对痛风性关节炎的防治有效。

【注意事项】

1. 妥善处理诱发因素，禁用或少用影响尿酸排泄的药物：如青霉素、四环素、大剂量噻嗪类及氨苯喋啶等利尿剂、维生素B$_1$、维生素B$_2$、胰岛素及小剂量阿司匹林（每天小于2克）等。

2. 肥胖者要积极减肥，减轻体重，这对于防止痛风发生颇为重要。

3. 注意劳逸结合，避免过劳、精神紧张、感染、手术，一般不主张痛风患者参加跑步等较强的体育锻炼，或进行长途步行旅游。

4. 控制每天总热能的摄入，少吃碳水化合物。此外，还要少吃蔗糖、蜂蜜，因为它们含果糖很高，会加速尿酸生成。蔬菜中的嫩扁豆、青蚕豆、鲜豌豆含嘌呤量高，也要限制食用。

5. 减少脂肪摄入：脂肪可减少尿酸排出。痛风并发高脂血症者，脂肪摄取应控制在总热量的20%～25%以内。

6. 限制盐的摄入：吃盐量每天应该限制在2～5克以内。

7. 少吃辛辣调味料：辣椒、咖喱、胡椒、花椒、芥末、生姜等调料均能兴奋自主神经，诱使痛风发作，应尽量少吃。

骨质疏松

骨质疏松是多种原因引起的一组骨病，骨组织有正常的钙化，钙盐与基质呈正常比例，以单位体积内骨组织量减少为特点的代谢性骨病变。在多数骨质疏松中，骨组织的减少主要由于骨质吸收增多所致。骨质疏松发病多缓慢，个别较快，以骨骼疼痛、易于骨折为特征。

现代医学研究发现，一般老年人都有不同程度的骨质疏松症。那么，为什么人老后骨质会疏松呢？《黄帝内经》中说，五脏之中，肾主藏精，主骨生髓。肾精可以生化成骨髓，而骨髓是濡养我们骨骼重要的物质基础，人过了五六十岁，肾气开始减弱，肾精不足，骨头中的骨髓就相对减弱，进入一种空虚的状态；骨髓空虚了，周围的骨质就得不到足够的养分，就退化了，疏松了。

【**特效食物**】

排骨、豆腐：含钙量非常高，便于补充钙质。

枸杞子：是常用的补肝肾之品，久服有滋肾、补肝、强筋壮骨等功效。

【**健康食谱**】

鱼头炖豆腐：鲢鱼头、豆腐块各500克，生姜、蒜瓣、食醋、精盐、麻油各适量。鱼头去鳃，肠洗净，从鱼骨中间横向剁成2大块，放入砂锅中，加姜片、蒜瓣、食醋和适量清水，用大火烧开，改用小火炖45分钟，加入豆腐块、麻油、盐，炖至豆腐入味，即可食用。鱼头和豆腐中均含有较高的钙质，有利于补充人体钙元素。

牛骨汤：新鲜牛脊骨1000克，洋葱1/2个，土豆1个，番茄3个。牛骨头一般较大较硬，在市场买的时候就请商家给剁成小块，回家清洗干净，放入加有姜片的沸水锅中焯一下；番茄、洋葱、土豆切开；全部原料放进汤煲中，煲40分钟后，滴入几滴醋即可。

【注意事项】

1. 骨质疏松患者最好的锻炼是每天走路，走到身上微微出汗，略有发热为止，这时内在的废弃物已经排出，目的已经达到，不要走到大汗淋漓。

2. 保证足够的睡眠，每天晒1小时的太阳，晒太阳的时间宜由少变多。

3. 减少动物蛋白、盐、糖的摄入量，尽量少食用含太多镁、磷的饮料和加工食品。同时，饮浓咖啡、酗酒也会造成钙的流失，所以在日常生活当中应尽量避免。

调治亚健康

失眠

失眠是一种经常性不能获得正常睡眠的病症，主要表现为入眠困难，或睡眠时间不足，或睡后梦多，或睡眠不深以致醒后疲倦，严重者可彻夜不眠。其发病时间可长可短，短者数天可好转，长者持续数日难以恢复。

失眠使人产生疲劳感、不安、全身不适、无精打采、反应迟缓、头痛、注意力不能集中，它的最大影响是精神方面的，严重一点会导致精神分裂和抑郁症、焦虑症、植物性神经功能紊乱等功能性疾病，以及各个系统疾病，如心血管系统、消化系统等。

【特效食物】

酸枣仁：酸枣仁为酸枣的种子，其水溶性成分有催眠作用，能够治疗惊悸失眠，可用于煮粥、煮肉汤，每次用量10～25克。

百合：为百合之鳞茎，含淀粉、蛋白质、脂肪等多种营养成分，能清心安神，治心烦不安、失眠多梦。可煮粥，或加多种配料做菜，也可单味熬煎。

莲子：为莲的种子，性苦寒，能清心安神，莲子心所含生物碱有强心作用，适用于热证导致的失眠。

【健康食谱】

酸枣仁粥：酸枣仁末15克，粳米100克。先以粳米煮粥，将熟时下酸枣仁末再煮。每日晚餐趁热温食。此粥宁心安神，适用于心悸、失眠、多梦、心烦。无论失眠多久，皆可选用。

百合绿豆粥：百合20克，绿豆25克，粳米50克。先煮绿豆至半熟，放入百合和粳米，再煮成粥，具有清心除烦的功效，适用于中青年失眠者，宜在夏季服用。

莲心茶：莲子心2克，生甘草3克，开水冲泡代茶，每日数次。此茶具有清心、安神、降压之效，对高血压病伴有失眠者非常有效。

莲子百合煨瘦肉：莲子、百合各50克，瘦猪肉250克，葱、姜、盐、料酒、味精各适量。将莲子去心，猪肉切块。再将莲子、百合、猪肉放入砂锅内，加水适量，再加入配料，煮熟。适用于各类失眠。

【注意事项】

1. 睡前不要喝咖啡、浓茶及吸烟，这些物质对入眠有一定的负面影响，可以喝些牛奶和淡淡的绿茶。

2. 避免晚饭吃得太晚或过分油腻，忌食不易消化的食物。

3. 经常食用红枣、薏米、玉米、小米等补气血的食材做的粥或者糖水，因为总失眠会让人气血不足、发虚。

4. 有些患者是在食用某些特别食物后发生失眠，可以将其找到，在平时多加注意。

5. 睡前可以把手叠放在小腹上，采用腹式呼吸，把注意力转移到小腹，可以配合默念数数，能够很快的入睡，而且还有瘦腹部的功效。

6. 睡前可以用微烫的热水泡泡脚，至额头有些小虚汗为佳，可用镂空的磨脚石搓一搓，促进血液循环，改善睡眠质量。

7. 睡前关好窗户，而且不要在睡前打扫房间。

8. 除了郁金香之外，卧室里最好不要有花卉，因为它们能引起人们的过敏反应。

9. 定期运动不但有助于缓解压力，减少梦中惊醒，减轻失眠症状，而且可以延长深睡眠的时间。但需要注意的是，运动应该在睡前2小时前进行，因为运动会提高人体的体温，促进肾上腺素的分泌，使人精神振奋，难以入睡。

健忘

健忘是指记忆力差、遇事易忘的症状。一般长时间用脑，不注意休息，就会导致头昏脑胀、反应迟钝、思维能力下降，以至于出现记忆力差、健忘等症状。这种情况在医学上称为功能性健忘。人到了中年，肩负工作重任，家务劳动繁多，学的东西记忆在大脑皮层的特定部位常常扎得不深，也会导致功能性健忘。

除此之外，还有器质性健忘，它是由于大脑皮层记忆神经出了毛病，包括脑肿瘤、脑外伤、脑炎等，造成记忆力减退或丧失。某些全身性严重疾病，如内分泌功能障碍、营养不良、慢性中毒等，也会损害大脑造成健忘。同时，随着年龄的增长，大脑本身也会发生一定程度的退行性变化，或者由于脑部动脉逐渐硬化而导致脑功能衰退。

【特效食物】

核桃：富含不饱和脂肪酸，属于健脑益智食品。每日食用两三个核桃为宜，持之以恒，可起到营养大脑、增强记忆、消除脑疲劳等作用。

咖啡：可以在短时间内使大脑兴奋，如果需要我们集中注意力、记忆力做事，可以事先喝一杯咖啡。

橄榄油、鱼油：有不少的人，不是记忆不得法，而是大脑中缺乏记忆信息传递员——乙酰胆碱，如果经常吃点橄榄油、鱼油等"健康油脂"，便可极大地改善记忆力。

【健康食谱】

核桃枣蜜酒：取核桃仁、红枣各60克，杏花（去皮尖）30克，酥油、白蜜各30毫升，白酒1500毫升。将白蜜、酥油溶化，倒入白酒和匀，随将其余原料研碎后放入酒内，密封。浸21天后即可饮用，每次服15毫升，每日2次。此酒主治健忘症。阴虚火旺者忌服。

阿胶蒸蛋：阿胶10克，白酒10～15毫升。阿胶放入容器内，加入白酒，蒸至阿胶全部溶化后取出，趁热打入1个鸡蛋搅匀，再蒸至蛋熟，顿服。每日2次。此膳主治健忘症。

枸杞酒：枸杞子60克，白酒500毫升。将枸杞子浸入白酒内封固，浸7天后即可饮用，每晚服1小杯。此酒主治健忘症。

【**注意事项**】

1. 勤于用脑，对新事物要保持浓厚的兴趣，适当地有意识记一些东西，如记日记等。

2. 保持良好情绪。良好的情绪有利于神经系统与各器官、系统的协调统一，使机体的生理代谢处于最佳状态，从而反馈性地增强大脑细胞的活力，对提高记忆力颇有裨益。

3. 要保证睡眠的质量和时间，睡眠使脑细胞处于抑制状态，消耗的能量得到补充。

4. 摸索一些适合自己的记忆方法。对一定要记住的事情写在笔记本上或写在便条上，外出购物或出差时列一个单子，将必须处理的事情写在日历上……都是一些可取的记忆方法。

头痛

头痛是临床上常见的症状之一，通常是指局限于头颅上半部，包括眉弓、耳轮上缘和枕外隆突连线以上部位的疼痛。头痛的原因繁多，即可作为神经系统原发病的一个早期症状或中、晚

期症状，如脑出血患者多较早出现剧烈头痛，脑肿瘤患者以头痛
为主诉者更是普遍。头痛也可以是颈部疾病，肩部疾病及背部疾
病的症状，还可以是全身疾病在头部的一个表现形式，如严重的
细菌性感染时出现的头痛。

正是由于引起头痛的原因多而复杂，因此其临床分类也十
分复杂。国际头痛学会按其功能将头痛分类为：偏头痛，紧张型
头痛，急性头痛和慢性阵发性半边头痛，非器质性病变的头痛，
头颅外伤引起的头痛，血管疾病性头痛，血管性颅内疾病引起的
头痛，其他物品的应用和机械引起的头痛，非颅脑感染引起的头
痛，代谢性疾病引起的头痛，颅、颈、眼、耳、鼻、副鼻窦、牙
齿、口腔、颜面或头颅其他结构疾患引起的头痛或面部痛，颅神
经痛，神经干痛传入性头痛及颈源性头痛等。

【特效食物】

薄荷：全株含有挥发油，其主要成分为薄荷醇、薄荷酮、
葡萄糖甙及多种游离氨基酸，具有疏散风热、消炎镇痛的
作用。

芹菜：从芹菜子中分离出的一种碱性成分，对动物有镇静作
用，对人体能起安神的作用，有利于安定情绪，消除烦躁。

【健康食谱】

三汁饮：生藕汁100毫升，西瓜汁200毫升，雪梨汁50～150毫
升。将三汁混合，慢慢饮服。若在冰箱冷藏后服用，效果更佳。
此饮主治头痛。

薄荷糖块：薄荷粉30克（或食用薄荷油5毫升），白糖500
克。将白糖放入锅内加水少许，以文火煎熬至较稠厚时，加入薄

荷粉调匀，继续前熬，至挑起即成丝状而不黏手时，离火将糖放在涂用食用油的大瓷缸中，待稍冷，将糖分割成100块左右即可，不拘时食用。此方主治头痛。

白菜姜糖茶：干白菜1块，生姜3片，红糖60克。上三味加水煎汤，饮服。此茶主治头痛。

芹菜根炒鸡蛋：芹菜根5个，鸡蛋1个。芹菜根洗净捣烂，炒鸡蛋吃。此膳主治头风痛。

【注意事项】

1. 起床时间不能早于6：30，午休应小憩一会儿，晚上休息前不宜饱食、饮浓茶或做过量的运动。应熄灯睡觉，创造一个安静的休息环境，以降低大脑皮质兴奋性，使之尽快进入睡眠状态。

2. 尽量保持稳定、乐观的心理状态，遇事要沉着冷静，学会客观、理智地对待事情，不要过喜、过悲、过怒、过忧，如果确实有自己不能解决的问题，也要学会控制情绪，进行自我调节。

3. 避免应用致敏的药物及某些辛辣刺激性食物，煎、炸食物及酪胺含量高的易诱发偏头痛的食物，如巧克力、乳酪、柑橘、冷饮、酒精类食物。其他会引起头痛的食物也应避免，如热狗及一些腌渍食品，它们含硝酸，此化学物质会扩张血管，引起剧烈头痛。

4. 有些人摄取高量的盐会引发偏头痛，这种人应该少吃盐。

5. 有些有喝咖啡习惯的人，突然不喝了，也会引起头痛，建议逐量减少。

眩晕

眩晕是目眩和头晕的总称，以眼花、视物不清和昏暗发黑为眩；以视物旋转，或如天旋地转不能站立为晕，因两者常同时并见，故称眩晕。轻者发作短暂，休息一会儿可恢复正常。严重时甚至会感觉到天旋地转，不能站立，恶心、呕吐、心悸、出冷汗等。

按照病变部位的不同，大致可以将眩晕分为周围性眩晕和中枢性眩晕两大类。中枢性眩晕是由脑组织、脑神经疾病引起，比如听神经瘤、脑血管病变等，约占眩晕患者总数的30%。周围性眩晕约占70%，多数周围性眩晕与我们的耳朵疾病有关。周围性眩晕发作时多伴有耳蜗症状（听力的改变、耳鸣）和恶心、呕吐、出冷汗等自主神经系统症状。

【特效食物】

天麻：天麻润而不燥，主入肝经，长于平肝息风，凡肝风内动、头目眩晕之症，不论虚实，均为要药。

黄芪：善补气，未剧烈运动，气温室温均属正常的情况下，出汗量较多，并可伴有气短乏力、恶风、头晕、容易感冒等症状，只用黄芪调补。

【健康食谱】

天麻炖猪脑：天麻10克，猪脑1个。猪脑洗净，同天麻放炖盅内，加水适量，隔水炖熟服食。此膳可治肝阳上亢眩晕。

五月艾煮鸡蛋：五月艾（生用）45克，黑豆30克，鸡蛋2个，加水共煲熟服食。此膳可治血虚眩晕。

羊头黄芪汤：羊头1个（包括羊脑），黄芪20克，水煎服食。此汤可治肾精不足眩晕。

【注意事项】

1. 眩晕者应保持安静，心情愉快，保证充足的睡眠和休息，避免用脑过度、精神紧张等。

2. 眩晕由颈椎病引起者，睡眠时要选用合适枕头，避免长期低头工作，并注意保暖。

3. 眩晕由高血压、动脉硬化引起者，要经常测量血压，保持血压稳定，控制饮食及血脂，饮食宜清淡，情绪要稳定。

4. 眩晕症患者在饮食方面应该多吃清淡的食物，少吃高脂肪、含盐量过高、甜食或非常油腻的食物，戒烟少酒。

5. 眩晕患者切忌生冷瓜果，以免生痰助湿。

耳鸣

有些人常感到耳朵里有一些特殊的声音，如嗡嗡、嘶嘶或尖锐的哨声等，但周围却找不到相应的声源，这种情况即为耳鸣。耳鸣使人心烦意乱、坐卧不安，严重者可影响正常的生活和工作。一般来讲，耳鸣可以由情绪激动、焦虑不安、精神紧张等诱发，也可以由耳部疾病导致。

由耳部疾病引起的耳鸣，称为耳源性耳鸣。它一般为低音调，如刮风、火车或机器运转的轰鸣声，也可能是高音调的，如蝉鸣、吹哨或汽笛声。外耳道疾病如耳垢（耵聍）、异物、肿瘤、真菌病，或炎症肿胀等堵塞，均可导致耳鸣，其轻重与堵塞程度有关。中耳疾病中，少数慢性中耳炎患者可有耳鸣，但程度轻微。鼓室负压、听骨链粘连或固定等，均可引起耳鸣。耳硬化症的耳鸣较为明显，开始为间歇性低音调，以后逐渐加重，并可转变为持续性，这类患者甚感痛苦。内耳疾病所引起的耳鸣，多属高音调，呈间歇性或持续性。

【特效食物】

何首乌：可补肝肾、益精血、乌须发、强筋骨，主治血虚萎黄、眩晕耳鸣。

桑葚：桑葚中的脂肪酸具有分解脂肪、降低血脂、防止血管硬化等作用。凡老年人肝肾不足、阴血两虚时，出现头晕目眩、耳聋耳鸣、腰膝酸软、须发早白以及肠燥便秘等症，可选用桑葚来缓解症状。

【健康食谱】

何首乌煮鹌鹑蛋：鹌鹑蛋2~5个，何首乌30克，生地15克。先将何首乌、生地入锅中，加水1000毫升，煎取浓汁，药汁凉后放入鹌鹑蛋同煮，蛋熟后剥去蛋壳，再放入药汁中煮片刻，吃蛋喝汤。此方有滋养肝肾、乌须黑发、延年益寿作用。此方适用于头昏耳鸣、须发早白、未老先衰等症。每日或隔日吃一次，宜常服用。

桑葚糯米酒：桑葚子5000克，绞汁，与糯米饭（糯米3000克煮成）拌匀，再下酒曲适量装罐，外用棉花和稻草保温，放置七天即可取酒服用。每次四汤匙，用开水冲服。此酒有补肝肾、明耳目、抗衰老的作用。此酒适用于肝肾不足之耳鸣耳聋视物昏花等衰老症状。

【注意事项】

1. 一旦患有耳鸣，要在积极治疗的同时，对耳鸣症状采用容忍的态度，做好与耳鸣长期共存的思想准备，对治疗将会起到积极的作用。

2. 对已有耳鸣的患者，应避免与噪声接触。

脱发

脱发是头发脱落的现象，有生理性及病理性之分。生理性脱发指头发正常的脱落，正常脱落的头发都是处于退行期及休止期的毛发，由于进入退行期与新进入生长期的毛发不断处于动态平衡，故能维持正常数量。病理性脱发是指头发异常或过度的脱落，逐渐出现轻微乃至十分明显的秃头。

老年性脱发主要与激素、衰老、遗传及神经精神紧张有关。男性脱发主要与遗传因素和雄性激素影响有关。女性脱发常发生在闭经后，大多数妇女在生产两三个月后，也会有脱发现象，这是由于怀孕期间的激素变化造成的。另外，血液循环障碍、急性病、手术、辐射、皮肤病、体重突减、高烧、糖尿病、甲状腺疾病、药物的使用、情绪紧张等都可引起脱发。

【特效食物】

黑芝麻：性甘平，内含脂肪油、蔗糖、多缩戊糖、卵磷脂、蛋白质等成分，是中医治疗脱发、白发的常用佳品。

核桃：核桃的成分中40%～50%是脂肪油，其中主要是亚油酸，中医认为它有益智补脑生发之效。

海带：常服可补充头发生长所需矿物质。

【健康食谱】

红枣芝麻粥： 红枣、芝麻、黑豆、粳米各适量。以上原料放在锅中，加水煮成粥，可常食用。此方可补养气血，益肾生发。

核桃桑葚子粥： 核桃肉1000克，桑葚子500克，黑芝麻250克，蜂蜜25克。前三者加蜂蜜搅匀，储瓶内备用。每次服50克，开水送下。此方可填精补髓，乌发，生发。

【注意事项】

1. 洗发时水不要过热或过冷，用温水洗发，不要将洗发水直接倒在头发上。

2. 不要用脱脂力太强的洗发水，洗发不要太勤。

3. 早晚多梳头，但不要用指甲梳头。

4. 保持睡眠，远离烦恼。

疲劳综合征

疲劳综合征曾被称为"雅痞感冒"，几十年前当这种疾病刚刚在欧美发达国家出现时，曾经被讥笑为"一群歇斯底里、上流阶层白种女人的抱怨"，因为它虽然让人陷入无法解释的疲倦感、头痛、肌肉痛、失眠当中，但很多人却认为这只是一些人的无病呻吟。但很快，随着生活节奏的日益加快，这种疲劳综合征开始迅速在全球蔓延。它的严重后果让人再也笑不出来，英国科学家贝弗里奇严肃地指出："疲劳过度的人是在追逐死亡！"

辨识疲劳综合征并不容易，因为它的症状变化很大，常见的包括发烧、喉咙痛、淋巴结肿大、极度疲劳、失去食欲、复发性上呼吸道感染、小肠不适、黄疸、焦虑、忧郁、烦躁、情绪不稳、睡眠中断、对光及热敏感、暂时失去记忆力、无法集中注意力、头痛、痉挛、肌肉与关节痛。这些症状与感冒及其他病毒感染相似，因此容易误判。通常医师会误诊为臆想病、忧郁症或精神引起的身体疾病。患此症的女性比男性多出3倍。

【特效食物】

人参：可大补气血，增加气力，缓解疲劳症状。

天门冬：可养阴清热、润肺滋肾，适用于慢性疲劳综合征。

【健康食谱】

双参肉：鲜人参15克，海参150克，瘦猪肉250克，香菇30克，青豌豆、竹笋各60克，味精、精盐、香油各适量。将海参发好，切块；香菇洗净，切丝；瘦猪肉洗净，切小块；竹笋切片。将以上4料与人参、青豌豆一齐放砂锅内，加清水适量炖煮，以瘦猪肉熟烂止，加入味精、精盐、香油即可。每日1~2次，每次适量，每周2剂。此膳可大补气血、强壮身体、消除疲劳。适用于久病体虚不复，或年老体衰、精神萎靡、身体疲倦等症。

天门冬萝卜汤：天门冬15克，萝卜300克，火腿150克，葱花5克，精盐3克，味精、胡椒粉各1克，鸡汤500毫升。将天门冬切片，加2杯水以中火煎至1杯量，用布过滤，留汁备用。火腿切成长条形薄片；萝卜切丝。锅内放鸡汤500毫升，将火腿肉先下锅煮，煮沸后将萝卜丝放入，并将煎好的天门冬药汁加入，盖锅煮沸后，加精盐调味，再略煮片刻即可。食前加葱花、胡椒粉、味精调味。佐餐食。常食能增强呼吸系统功能，增强精力，消除疲劳。

【注意事项】

1. 最好每年做一次体检，包括心电图及有关心脏的其他检查，以便早期发现高血压、高血脂、糖尿病，特别是隐性冠心病。

2. 善于劳逸结合。人人都要学会调节生活，短期旅游、游览名胜、爬山远眺、开阔视野、呼吸新鲜空气，增加精神活力、听音乐、跳舞、唱歌等都是解除疲劳的有效方法，也是防止疲劳症的精神良药。

第**8**章

一目了然！不同人群的饮食宜忌

中医学认为，根据每个人的年龄、性别、体质及生活习惯的不同，所遵循的饮食原则也各不相同，应有针对性地选择相应的食物，只有这样才能满足人体的生理需要。

均衡营养，做个健康孕妇

怀孕，表明一个生命即将诞生，也代表一个女人真正成熟。一个将要做母亲的女人是美丽的，她脸上那种对新生命的惊喜与期待，以及随时流露出来的那种母爱的温柔足以为这个女人增添圣洁的光辉。下面我们就给孕妈妈们准备了一些贴心提醒，希望她们能够顺利地孕育宝宝，做健康美丽的孕妈妈。

女性在妊娠期因为胎儿血液循环、胎儿器官和骨骼生长发育、胎盘生长及其正常功能等，母体对营养的需求量大大增加。所以，妊娠期间，饮食的质比量更为重要。另外，生产后很难恢复正常体形是大部分孕妇所顾忌的。因此，既保证妊娠期的营养，又尽量不破坏美好的形体，是每一个孕妇所希望的。所以，要了解妊娠期不同阶段身体对营养的需求，只要保证营养充足就可以了，饮食量可根据自己的食欲而定。

早孕3个月内，正是胎儿的器官形成阶段，此时一定不要偏食，应多吃些粗制的或未精加工的食品，不要吃有刺激性的东西和精制糖块。妊娠4～6个月期间是孕妇重点营养阶段，胎儿此时生长迅速，需要大量营养，孕妇应适当提高饮食的质量，增加营养，但不要吃得太多。最后3个月接近分娩和哺乳的阶段，孕妇需要良好的营养，平衡饮食，注意控制体重，有助于晚上的睡眠，并为分娩和哺乳做好准备。此时应注意少吃不易消化的或可能引起便秘的食物。

　　具体来讲，孕妇应少吃的食品有油条、糖精、盐、酸性食物、咸鱼、黄芪等。孕妇应少吃的果品有山楂、龙眼、水果等。孕妇应少喝的饮料有茶、咖啡、糯米甜酒、可乐型饮料、冷饮等。

　　此外，女性在妊娠期不要一味地安胎静养，在妊娠早中期，身体尚灵活的时候，可以根据自己的身体素质和爱好，适当地参加一些体育活动，如打太极拳、散步、做简单的体操等。

　　妊娠期适当的体育活动能促进机体新陈代谢与血液循环，可增强心、肺功能，有助于消化，还能增进全身肌肉力量，减少分娩时的痛苦。

　　孕妇十三条营养法如下。

　　1. 各种营养素供给应充足。

　　2. 食物多样化，避免偏食。

　　3. 食物以清淡为主，不要摄入过多的糖、盐和油。

　　4. 摄入充足的水分。

　　5. 少食多餐。

　　6. 多吃新鲜蔬菜水果。

　　7. 少吃快餐及方便食品。

　　8. 少吃腌制、腊制及熏制食品。

　　9. 不喝碳酸饮料及可乐饮料。

　　10. 适量食用动物肝脏。

　　11. 多喝牛奶及奶制品。

　　12. 怀孕期不可以减体重。

　　13. 怀孕期间不要饮用浓茶及咖啡。

孕妇忌过食冷食

孕妇在妊娠期大多血热气盛，比常人更喜欢吃冷食。有的孕妇不能自控，特别是在炎热的夏季，便随意吃冷食、喝冷饮，一天不断，毫无控制。这样，虽然可以感到舒服、满足，也可以消暑解渴，但对孕妇的卫生和健康不利。

孕妇鼻、咽、气管等呼吸道黏膜往往充血并有水肿，如果大量贪食冷食，充血的血管突然收缩，血流减少，可致局部抵抗力降低，使潜伏在咽喉、气管、鼻腔、口腔的细菌与病毒趁虚而入，引起嗓子痛哑、咳嗽、头痛等症，严重时还会引起上呼吸道感染诱发扁桃体炎。喝冷饮、吃冷食还会使胎儿躁动不安，活动频繁。

在夏季或在非炎热的季节，吃过多的生冷之物，会伤及脾胃，影响消化功能。过多吃冷食，会发生脾胃湿滞，极易导致食欲不振、食物不化，这必然影响继续进食。而进食不好，消化吸收不利，对孕妇来说会不利于胎儿及时供给营养，影响胎儿发育。如果在胎儿器官发育阶段未能及时提供器官发育所需要的营养素，就有可能造成因缺乏某些营养而发育不全，形成畸形或功能障碍。过食冷食的孕妇，还会因冷食不够卫生而导致腹泻，若服用治疗腹泻的药，则可能危及胎儿。

因此，孕妇应节制食用冷食，特别是在容易感染肠胃疾病的夏季，更应少食冷食。

妊娠初期饮食质量至上

在妊娠初期胎儿生长速度缓慢，孕妇每日增长的热量只需30千卡就可以。由于受孕内分泌及精神因素影响，往往伴有轻度恶心、呕吐、厌食、偏食，影响消化吸收，脾胃功能降低，因此孕妇要以健脾和易消化的食物为主，避免油腻，少食多餐。主食以面食为好，最好是干品，如大麦、饼干、面包干、馒头干等。副食水果中健脾和胃之品也很多，如豆腐干、卤鸡蛋、糖炒栗子、苹果、山楂、熟藕、西红柿、卷心菜、茄子、苋菜等，这些食物中均含有丰富的蛋白质、B族维生素和维生素C。

妊娠初期的膳食安排如下。

食谱举例一

早餐：牛奶250毫升，白糖10克；馒头，标准粉100克；酱猪肝10克；芝麻酱10克；水果（苹果梨等）一小半或者一半。

午餐：米饭，大米100克；豆腐干炒芹菜，芹菜100克，豆腐干50克；排骨烧油菜，排骨50克，油菜100克；蛋花汤，鸡蛋50克，紫菜5克。

午餐后可加：草莓100克，面包50克。

晚餐：米饭，大米50克，小米25克；鲜菇鸡片，鸡胸片50克，鲜蘑菇50克。

晚点：牛奶250毫升。

一天的油用量不要超过20克。

说明：这个食谱是根据一般情况制订的，其中的菜品可以换成别的，也可以适当加入鱼类食品。

食谱举例二

早餐：豆浆250毫升，白糖10克；馒头，标准粉50克；鸡蛋炒西红柿，鸡蛋50克，西红柿150克。

午餐：米饭，大米100克；炒豆腐，豆腐100克；青椒炒肉，青椒100克，瘦肉60克；拌芹菜，芹菜100克（或焯菠菜100克）。

午点：水果150克（各种水果可以交替吃）。

晚餐：花卷，面粉100克；香椿拌豆腐，豆腐80克，香椿40克；鸡蛋炒蒜苗，蒜苗100克，鸡蛋50克；虾皮紫菜汤，虾皮10克，紫菜10克。

晚点：牛奶250毫升，饼干50克。

下面推荐两款针对孕早期反应的食疗方。

健胃止呕——嫩姜拌莴笋

原料：嫩姜50克，莴笋200克，芥末仁150克，精盐5克，香油、白糖、酱油各10克，香醋20克，味精2克。

制法：莴笋削去皮，切成长8厘米、粗4厘米的条，加精盐拌匀腌渍2小时，去其苦味，取出洗净，在沸水锅中略焯，控干后加白糖、香醋、味精腌渍。

芥末仁（芥末粗老的茎，撕剔其表皮后的嫩茎）切成长8厘米、粗4厘米的长条，放在沸水锅中炸熟，加酱油、白糖、味精、香醋腌渍2小时。

嫩姜刮去皮，切长细丝，浸泡后，加香醋腌渍半小时。

以上丝条放在一起拌匀，淋上香油即成。

功效：此菜功能在于健胃止呕、化痰，增进食欲，并有利五脏、补筋骨、开膈热、通经脉、祛口气、白牙齿、明眼目之功效。

预防习惯性流产——巴戟天鸡腿汤

原料：巴戟天25克，杜仲15克，鸡腿1只，盐少许。

制法：巴戟天、杜仲以清水快速冲净。鸡腿切块，入热水中氽烫，捞起沥干，加4碗水与巴戟天、杜仲一起煮，大火开后转小火煮约20分钟，加盐调味即可。

功效：此汤功能在于增强体力，并可预防习惯性流产。

妊娠中后期需食补

第四至七个月（中期）

此时期胎儿身体各系统组织迅速发育，体重、身长增长较快，出现胎动，可听到胎音。据统计，胎儿每日增重10克，需大量蛋白质构成自己的肌肉和筋骨，尤其是骨骼和大脑发育时需补充大量的磷、钙，还必须保证一定量的碘、锌及各种维生素，而母亲也需要蛋白质供给子宫、胎盘及乳房的发育。此时母体消耗大，对营养的需要量骤增，加之孕妇在此时期消化功能改善，孕吐反应亦停止。

此阶段孕妇应以补气养血为主。主食可多样化，除吃一般米面食品外，还可用小米煮食来补中益气，调养胃气。久食大麦蒸饭可养五脏、壮血脉。副食中益气养血的食物很多，如鸡肉、鸡蛋、鹌鹑蛋、土豆、山药、豆制品、黄豆、虾等均为补气之品。猪肝、鸡肝、牛肉、牛奶、鳝鱼、黄花菜、菠菜、龙眼等皆为养血之物。以上这些都是高蛋白、低脂肪的食物，并含有人体所需的各种无机物、维生素。如小麦、小米在粮食中含锌量较高；菠菜、黄花菜中含铁量较高。平时应多吃蔬菜、水果。为了保证营养，孕妇从孕期第四个月起，可逐渐加服钙片、鱼肝油、叶酸、维生素B_1，但应适量。

临产前的两个月（后期）

此时期胎儿体重增加很快，母体要储备营养为分娩的消耗做准备。所以此时期要求孕妇的食物营养要更丰富，质量要更高。孕妇需要补气、养血、滋阴，可选用海参、墨鱼、蚌肉、淡菜、银鱼、瘦猪肉、银耳、桑葚等食品。若孕妇有水肿、高血压发生，应采用少盐、无盐膳食，或利尿膳食，如红豆粥、冬瓜汤、鲤鱼汤，同时辅以蛋类、肝类及水果、蔬菜食用。若血色素在8~9克时，则要多食蛋黄、猪肝、豇豆、毛豆、油菜、菠菜、芥菜、红苋菜等含铁量高的食品。也可采用大枣与花生或大枣与小麦煮食的传统食疗方，用以补血。孕妇发生手足抽搐，是因为缺钙及维生素B_1所引起的，因此必须在其膳食中多配一些乳类、大豆、虾皮、海带、马铃薯等食品。麸皮中含维生素B_1、维生素E很高，所以也可常用麦麸皮煮水喝。妊娠后期，往往出现便秘，孕妇除了多吃一些油菜、莴笋、芹菜等含纤维多的蔬菜外，还要吃一些清热生津的水果蔬菜，如苹果、西红柿、茄子、香蕉、菜瓜、枇杷、龙眼、葡萄、广柑等，并且多饮水。高纤维食物可增强肠蠕动，而清热生津食物可去肠热，并以津液润泽肠道，利于大便的排出。临产阶段，由于孕妇体力消耗较大，如进食不足，影响子宫收缩力和产程的正常进展，所以在将产时须进食。此时宜食用补气易消化的食物，如母鸡汁煮粳米粥、龙眼鹌鹑蛋花汤等，这些食物营养丰富，能补虚温中。

此外，孕妇不要吸烟、喝酒、滥用药物。同时还应防止食物过敏，不要吃辛辣刺激性食物。若食用虾、贝肉、蛋、奶等异性蛋白类食物时，必须烧熟煮透。

产后饮食四大原则

终于生下了可爱的宝宝，不少新妈妈胃口大开，家人当然也千方百计送上好吃的。可怎么吃才是正确的，才对自己健康有益呢？据营养医生推荐，新妈妈产后饮食应以精、杂、稀、软为主要原则。

1. 精是指量不宜过多

产后过量的饮食除了能让产妇在孕期体重增加的基础上进一步肥胖外，对于产后的恢复并无益处。如果你是母乳喂养婴儿，奶水很多，食量可以比孕期稍增，最多增加1/5的量；如果你的奶量正好够宝宝吃，则与孕期等量即可；如果你没有奶水或是不准备母乳喂养，食量和非孕期差不多就可以了。

2. 杂是指食物品种多样化

产后饮食虽有讲究，但忌口不宜过，荤素搭配仍是很重要的。进食的品种越丰富，营养越平衡和全面。除了明确对身体无益的和吃后可能会过敏的食物外，荤素菜的品种应尽量丰富多样。

3. 稀是指水分要多一些

乳汁的分泌是新妈妈产后水的需要量增加的原因之一，此外，产妇大多出汗较多，体表的水分挥发也大于平时。因此，产妇饮食中的水分可以多一些，如多喝汤、牛奶、粥等。

4. 软是指食物烧煮方式应以细软为主

产妇的饭要煮得软一点，少吃油炸的食物，少吃坚硬的带壳的食物。因新妈妈产后体力透支，很多人会有牙齿松动的情况，过硬的食物一方面对牙齿不好，另外一方面也不利于消化吸收。

婴儿：母乳喂养，食品辅助

婴儿是指从出生至1周岁的孩子。这是孩子生长发育最快的一年，这期间体重可以达到出生时的两倍，因此需要在营养上满足其快速生长发育的需求。

母乳是婴儿唯一理想的均衡食物，而且独具免疫物质，有利于婴儿的健康成长。母乳喂养也有利于母子双方的亲近和身心健康。一般而言，婴儿获得母乳喂养至少在4个月以上，最好能够维持一年。如果不能提供母乳，例如，孩子患先天性疾病，或者妈妈因病不能哺乳，这时候就应该为婴儿选择各种营养齐全的、经卫生部门许可出售的配方奶制品或其他同类产品，并严格根据产品使用说明喂养。

新妈妈们要谨记以下几点：一是在孕期就应做好哺乳的准备，做好乳房的保健，保证乳房的正常发育并保证营养。二是产后应尽早开奶，做到母婴同室。

坚持喂哺母乳一般可满足婴儿出生后4~6个月的营养需求，但为确保婴儿发育的需要并预防佝偻病的发生，应在出生一个月后，在哺乳的同时，补充安全量的维生素A及D（或鱼肝油），但应避免过量补充维生素。

在母乳喂养4~6个月至一岁断奶之间，有一个长达4—6个月的断奶过渡期。此时应在坚持母乳喂养的条件下，有步骤地补充辅助食品，以满足其发育需求，保证婴儿的营养，顺利地进入幼儿阶段。过早或过迟补充辅助食品都会影响婴儿的生长发育，但任何辅助食品均应在优先充分喂哺母乳的前提下供给。

乳类是供给婴儿期生长发育的主要营养来源，但它并非十全十美，还有许多营养物质需要乳类以外的食品供给。为生长发育的需要所添加的食物，叫做辅助食品，简称辅食。年龄愈小，生长发育愈快，所需营养的全面性也愈迫切，若有不足，即可造成严重影响。当婴儿长到3个月以后，胃肠道消化酶的分泌日趋完善，6个月婴儿渐出新牙，胃容量变大，这时在乳类之外，渐次加入半流质以及部分固体食物，无论从营养需要还是对消化器官适应性的锻炼上，都是必要的。5~6个月的婴儿即使乳类充足，不加辅食也会导致某些营养素缺乏，从而导致抵抗力低下。民间俗称的"奶痨"或"积"，往往是缺乏辅食造成的。辅食还是乳类过渡到饭食的"桥梁"，这座桥如果搭得好，婴儿就能很自然地断奶，而后进入正规饮食。这是整个儿童时期营养的基础，打好这个基础极为重要。

婴儿辅食如此重要，但是有的年轻父母却不知道怎样给婴儿添加。有的嫌麻烦，大人吃什么就给婴儿吃什么；也有的父母不知道如何烹调制作，面对各种原料束手无策。谈烹调，人们就会想到煎炒烹炸、色香味形，而婴儿的辅食却不在这方面，关键是如何在烹调过程中保持必要的营养素，其次是利于消化，能适应婴儿不同发育阶段的消化能力，以期达到健康发育的目的。

婴儿胃肠功能不够完善，对新添食品适应能力弱，易发生消化吸收紊乱，故添加辅食必须遵照循序渐进的原则进行，不能操之过急。

第一，时间适宜，食物适当。过早地添加婴儿不易消化的辅食，容易造成婴儿消化紊乱；错过时机添加过晚，又会影响婴儿正常的生长发育。辅食不是零食，而是主食的有机部分，应在喂奶前后给予。

第二，添加从未吃过的新食物必须先试一种，待习惯后再试另一种，此时已习惯的第一种可适当加量。但遇婴儿生病时，可酌情暂停新添加的辅食。所添加的每种辅食，都应遵循由少到多的顺序，中途若发生消化不良，应暂停食用，待查明原因后再作相应的变化。

第三，食物应从稀到稠，从流质到半流质，再到半固体，进而喂固体食物，如从米汤、薄粥、稀粥，最后到软饭。食物性质从细到粗，先喂菜汤、菜泥，逐渐试喂粗菜泥、碎菜和煮烂的蔬菜。

第四，对某种新添加的食品，婴儿不愿吃，切勿强迫。 应想些使之顺利接受而不反感的巧妙方法，如在饥渴前给予，就较易为婴儿所摄取。如果你的宝宝喝牛奶还会导致消化不良，那就晚一点给他添加辅食。

补充断奶过渡食品，应该由少量开始到适量，由一种到多种试用，密切注意婴儿食后的反应，并注意食物与食具的清洁卫生。在通常情况下，婴儿有可能对一些食物产生过敏反应或不耐受反应，例如，皮疹、腹泻等。因此每次开始供给孩子一种食物，都应从很少量开始，观察3天以上，然后才可增加分量，或试用另一种食物。

辅助食物往往从谷类，尤以大米、面粉的糊或汤开始，以后逐步添加菜泥、果泥、奶及奶制品、蛋黄、肝末及极碎的肉泥等。这些食物应加入适量的食用油，但不必加入盐。

幼儿：每日饮奶，不偏食不挑食

母乳是孩子出生后0～4个月的最佳食品，而后需要添加谷类辅食。到了10～12个月时应当断乳，也就是要停止母乳喂养，孩子此后的喂养主要依靠谷类与副食。传统对断乳的看法，认为断乳意味着应断绝一切乳类，包括牛奶在内的各种乳汁。其实，这种看法不完全正确。

营养学家经过观察研究发现，缺少乳类的幼儿饮食中能够为1~2岁幼儿提供的优质蛋白质、脂溶性维生素及钙、磷、铁等矿物质偏少，无法满足幼儿生长发育需要。如果在这一时期每日给予孩子牛奶或配方奶500~800毫升，则可增加上述营养物质的供给量，对防止营养缺乏及增强幼儿体质大有帮助。因此，近年来营养学家建议，在婴儿断乳之后，不要忌讳其他乳类，还应当给孩子喝些牛奶或配方奶，且每日供应量不要少于500毫升，以满足婴幼儿营养需要，促进婴幼儿生长发育。

婴儿断乳后进入幼儿阶段（1~2岁）必须全靠摄取其他食物，来满足身体对营养物质的需求。幼儿阶段机体处于生长发育高峰，饮食必须含有丰富的营养。

祖国医学对幼儿的食养卫生一贯非常重视，其幼儿食养的观点可归纳为以下两点。

第一，小儿脾胃不足。脾胃为后天之本，生化之源。由于小儿发育迅速，所需水谷精气的供养相对地比成人更为迫切，但饮食的质和量则必须与各个时期的需求恰当地配合。若乳食不当，或过饥过饱，均会影响其脾胃功能，导致疾病的发生。

第二，小儿为纯阳和稚阴稚阳之体。纯阳之体是指小儿犹如春天的花木，欣欣向荣，代谢异常旺盛，对水谷精气等营养物质要求殷切，需要不断补充。另一方面小儿机体柔弱，脏腑娇嫩，阴阳二气尚属不足，对水液的代谢需要也较成人为高，故易于伤阴而有失液之虞，这就是小儿的稚阴稚阳的情况。在小儿的食养中必须充分注意这些生理特点，调乳母、节饮食、慎医药是小儿食养的总原则。

　　幼儿处在不断发育成长的旺盛时期，尤以婴幼儿全身各种器官都在相应的按比例快速生长，是整个小儿时期中最旺盛的增长阶段，因此对热量和各种营养素的需要量也格外大些。

　　但值得注意的是，不要使营养过剩而导致不良后果。现在人们生活水平普遍提高，又独生子女偏多，多备受父母溺爱。面对市场上琳琅满目的食品，父母总是顺应幼儿的心意，要啥就买啥，往往使幼儿过食、偏食，结果忽视了"食贵有节"，而造成营养过剩。因而在幼儿的饮食中应避免使之养成偏食挑食的不良习惯。

学龄儿童：吃好早餐

　　早餐犹如雪中送炭，能使激素分泌很快进入高潮，并给嗷嗷待哺的脑细胞提供渴望得到的能源，犹如解冻的"电源开关"，及时地给大脑接通了活动所需的电流。

　　现代生理学家研究表明，人在空腹时的正常血糖水平为80～120毫克/100毫升血。如果血糖水平过低，便会感到饥饿和疲乏，甚至出现头晕，站立不稳或心悸。体内血糖水平的维持，主要取决于一天当中第一餐的进食种类和数量。

　　研究还表明，人们在不吃早餐时，特别是青少年不吃早餐，会直接影响智力水平。有学者曾对8～13岁少年儿童的早餐类型与智力发育的关系进行研究发现，吃高蛋白质早餐的孩子其智商的平均得分最高，其次为吃高糖分早餐的孩子，而不吃早餐的孩子智商得分最低。由此说明，处在生长发育阶段的少年儿童不但要按时吃早餐，还要注意早餐的质量。

儿童早餐必须具备的特色有以下几点。

1. 提供足够的热能

幼儿在上午活动消耗较大，需要的能量也较多，况且幼儿除了因活动消耗能量需及时补充外，更需要大量营养素供给生长发育。安排幼儿的早餐一定要有淀粉类的食品，如馒头、粥、蛋糕、蒸饺等主食，这样更利于其他营养素的利用和吸收，也有利于促进幼儿的生长发育。一般幼儿早餐的热能应占一日总热能的20%。

2. 增加适量的蛋白质

蛋白质是生命的物质基础，更是幼儿生长发育中最重要的营养物质之一，但机体不能储存过多的蛋白质，需要及时补充。应为幼儿有选择地增加富含优质蛋白质的动物性原料，每天早餐中可安排蛋类或肉类，也可安排富含优质植物蛋白质的豆类和豆制品。此外，要经常安排洋葱牛肉包子、胡萝卜鸡茸馒头、肉糜酱汁黄豆、开洋烩香干丝、奶黄包子等，从而满足幼儿健康成长的基本需求。

3. 选择合理的搭配

幼儿的早餐直接影响到幼儿的健康，因此在配制幼儿早餐时更应注重各种食物的搭配。为幼儿补充水分也很重要，干稀搭配有利食物中各种营养素的吸纳，如牛奶加水果小蛋糕、白粥加肉松和枣香莲芸包、红豆米仁粥加洋葱心菜牛肉小蒸饺、菜丝肉糜烂面加白煮鹌鹑蛋等组合，有利于幼儿的消化和吸收。

4. 丰富多样的品种

早餐的品种是影响幼儿食欲的因素之一，品种单一、口味单调的早餐，其营养价值再高，也激发不了幼儿的食欲，只有调配出口味丰富、品种多样的早餐，才能吸引幼儿，从而激发幼儿的食欲。通过甜咸搭配可丰富幼儿早餐的口味，形态各异的点心可引起幼儿的兴趣，如安排幼儿食用甜粥、甜羹时，加上咸干点；食用咸粥、咸羹、汤面时，配备甜干点；白粥加上适量的营养炒菜和小蛋糕；冰糖银耳白糯粥与海带小肉月芽酥饺的组成；香菜咸蛋麦片粥与松仁豆沙小兔包的组合，形成口味丰富、形态各异的儿童营养美食。

学龄儿童膳食指南：

1. 保证吃好早餐，食量应相当于全日量的1/3。

2. 多吃谷类，供给充足的能量。

3. 少吃零食，饮用清淡饮料，控制食糖摄入。

4. 每日饮奶。

5. 每天吃以下四大类食物：粮豆类400克～500克；蔬菜水果类300克～400克；奶及奶制品类200克～300克；肉鱼蛋白质100克～200克。

🧠 孩子宜多吃碱性食物

科学家研究认为，为了防止孩子智商低下，应从改善饮食方面着手，通过改变大脑中pH值（酸碱度）来促进大脑的活动。人在青少年期，其智力在不断提高。近年英国科学家发现，通过调整大脑中pH值可以提高人的智力。测定结论，pH超过0的孩子，其智商水平几乎比pH不足0的孩子高1倍，这说明碱性食物对提高智商有促进作用。

　　一般来说，碱性的食物有豆腐、豌豆、大豆、绿豆、油菜、芹菜、莲藕、洋葱、茄子、南瓜、黄瓜、蘑菇、咸菜、牛奶、菠菜、白菜、卷心菜、生菜、萝卜类、竹笋、马铃薯、海藻、柑橘、西瓜、葡萄、香蕉、苹果、草莓、栗子、柿子、咖啡、葡萄酒等。多吃这些食物，使身体经常自律地调节成弱碱性，有利于健脑和智力的开发。

使孩子远离伤脑的食物

　　我们都知道，牛奶、胡萝卜、海带等食物对大脑是有好处的，经常吃能起到健脑益智的作用，同样的道理，大脑也会不喜欢某些食物，经常吃它们，我们就会变得迟钝、笨拙，甚至出现记忆力减退的现象。它们包括以下的食品。

1. 含铅食品

　　有的小朋友爱吃爆米花和皮蛋，但是爆米花在制作过程中，机罐受高压加热后，罐盖内层软铅垫表面的铅有一部分会变成气态铅。皮蛋的原料中则含有氧化铅和铅盐，而铅能取代其他矿物质铁、钙、锌在神经系统中的活动地位，因此是脑细胞的一大"杀手"。如果长期吃含铅的食物或者食物中含铅量过高，就会损害大脑，导致智力低下。

2. 含铝食品

　　有些孩子在吃早餐时喜欢吃油条，但是油条在制作过程中，需加入一定量的明矾，而明矾正是一种含铝的无机物。当它被人体吸收后，很难被排出而导致逐渐蓄积。长期下去就会导致孩子记忆力下降，思维变得迟钝。

3. 高糖食品

白糖是典型的酸性食品，如果我们经常在饭前吃含糖分高的食物，就容易形成酸性体质，这会严重影响我们的记忆力。

4. 过咸食品

人们对盐的生理需要很低，尤其是儿童，只要保持在每天4克以下就可以，而经常吃过咸食物的人，其动脉血管就会受到损伤，影响脑组织的血液供应，使脑细胞长期处在缺血、缺氧的状态下，从而导致反应迟钝，大脑过早老化。

5. 含过氧脂质的食品

油温在200℃以上的煎炸类食品及长时间曝晒于阳光下的食物都含有较多的过氧脂质，而过氧脂质对大脑的危害很大，他们会在人体内积聚，使人体内某些代谢酶系统受到损害，导致大脑早衰，所以孩子还是少吃炸薯条、烧鸭、熏鱼等食物为好。

青少年：怎样吃饭最营养

孩子处于长身体的阶段，因此营养很重要，而孩子成长的营养主要来自饮食，那么，孩子怎样吃饭最健康呢？

（1）饮食要注意酸碱平衡：人体可自动调节酸碱平衡，只要饮食多样化，吃五谷杂粮，就能保持酸碱平衡。

（2）饭前喝汤好：小儿饭前喝少量的汤，可使消化器官活动起来，消化腺分泌足量的消化液，能使小儿很好地进食，且饭后感到舒服。

（3）吃好早餐：一日之计在于晨，早餐的好坏关系到小儿生长发育。如不注意，小儿在上学时就会迟钝、精力不足等，甚至发生低血糖。全日总量摄入中早餐占30%，午餐占40%，晚餐占30%。

（4）午餐前不要饮纯果汁：果汁易于吸收营养，但午餐前40分钟不要让小儿饮果汁，否则小儿在午餐时会少吃一些主食，一日之内摄入量并无增加，使获取的营养减少。

（5）馒头营养好：面包的色香味都比较好，但它是用烘炉烤出来的，面粉中赖氨酸会在高温中发生分解，而蒸出的馒头则无此弊，蛋白质含量高。从营养价值来看，吃馒头比吃烤面包好。

（6）鲜鱼与豆腐合吃提高对钙的吸收：鱼最好和豆腐一起炖着吃，因为鱼体内含丰富维生素D，豆腐则含有较多的钙，若单吃豆腐，人体对钙就不能充分吸收，若将其与鱼一起食用，借助鱼体内丰富维生素D，可使人体对钙的吸收提高20倍。

（7）不宜喝过多饮料：可乐里咖啡因对中枢神经系统有较强兴奋作用，是小儿多动症病因之一；汽水降低小儿胃液消化力、杀菌力，影响正常食欲。

（8）豆浆不宜与鸡蛋、红糖同食：鸡蛋中黏液性蛋白容易和豆浆中胰蛋白酶结合，产生不被体内吸收物，使豆浆失去营养价值。红糖有机酸能够和豆浆中蛋白质结合产生变性沉淀物。

（9）谨防婴幼儿牛奶贫血症：孩子断奶后，不可全部依赖于牛奶喂养，忽视其他营养食物，应适当添加辅食，如菜泥、蛋、胡萝卜等，否则时间长了易得牛奶贫血症。

（10）不吃汤泡饭：汤和饭混在一起吃会使食物在小儿口腔不嚼烂就同汤一起咽进胃里去了。舌头上的神经没受充分刺激，食物不能很好地被消化吸收，时间长了小儿变瘦，也会引起胃病。

青春期：营养均衡，控制体重

青少年时期是从儿童转到成人的过渡时期，在生理上的表现是从男、女性的特征出现开始，一直到体格、性发育停止为止。

从脱离儿童时期进入少年时期，再从少年过渡到青年，身心进入一个高速生长期。首先是身长和体重的迅速生长，尤其是体重的增加更为显著。一般女孩进入快速生长的时间比男孩平均早1~2年，即在12~13岁时往往达到生长的高峰期，男孩一般要到14~15岁时进入生长的最高速度。虽然男孩的快速生长期出现得较晚，但其增长的幅度却比女孩要大。

其次是机体各组织器官的生长发育迅速，两性特征的出现标志着青春期的来临。从性别特征的出现到发育转变为性成熟的青年，使男女两性的身体与心理的变化很大。这些身心的变化，使这一时期的男女青年脾胃功能旺盛，运化力强，食欲特别好。这时的食补以各种营养素的补充为主，以适应身体迅速发育的需要。

从身体方面看，这一时期将为其一生的健康状况打下基础，所以青少年食补应以充足的营养为主。如果调补得当，原来体质较差的儿童，一两年内就可从原来的孱弱体质变为健壮；有些在儿童期体弱多病的儿童，如患有哮喘、佝偻病、过敏性疾病以及小儿麻痹症等，通过食补可以显著减轻其症状，甚至使病症消失。同样，如果青春期忽视调补或摄食不当，那些尽管有些儿童期内体质并不算差的孩子，也往往会招致百病，比如肺结核、月经不调等病症。

从人体所需的各种营养看，主要靠膳食来提供，因此，膳食构成合理与否，直接关系到青少年发育成长的好坏，体质的强弱，乃至寿命的长短，处在青春期的朋友要想在这一阶段身体得到充分发展，千万不能忽视合理的营养。

青少年时期要有足够的热能供给，对三种营养素要保持适宜的比例：蛋白质、脂肪、碳水化合物的比例大致为10∶8∶75。膳食中这三种营养素的含量最大，代谢过程中这三种营养素的相互关联也最为密切，其中最为突出的是碳水化合物和脂肪对蛋白质的节约作用。膳食中有充足的碳水化合物和脂肪就可减少蛋白质为热能的分解，从而有助于蛋白质在体内的合理使用和储存。

青少年应摄取足够的粮食以补充热能。粮食是我国膳食中主要的能量来源，这也是中国人以植物性食物为主的特点之一。因此，从青少年开始就要养成吃五谷杂粮的好习惯，要粗细搭配、品种多样，改变人们现实生活中单纯追求精细（精面、精米）而不愿吃粗粮、杂粮的状况，这不仅能提高食品的营养价值，提供碳水化合物、蛋白质，还可以获得一部分B族维生素，而且可以改善主食花样，增进食欲。

医学认为，青春期是控制体重，而不是强制减肥。很多人没有医学知识和营养知识，在这种情况下节食减肥会很不安全。仅以身高为例，处于12～13岁时女孩平均每年身高增长5～7厘米，在这个时期营养不足、不均衡就会影响身高发育潜力的发挥。所以，青春期一个重要的问题是生长发育，这点与成年人明显不同，如果过度节食、缺乏营养，就会导致发育迟缓或者造成器官永久性损伤，严重的甚至会引起大脑萎缩。

青少年能量摄入量有推荐标准，如一位14岁女生，体重50公斤，每天热量应为2237卡。单纯节食可能导致无法进行日常活动，更没有体力去读书。青春期控制体重应注重调整饮食结构，适当减少高脂肪、高热量的食物，提倡多运动增加消耗量。

消瘦的人应注意饮食调理

有的人太瘦，需要适当增胖，以改变皮肤多皱褶、肌肉纤弱的形象，使自己变得丰满匀称，结实健美。人过瘦，会弱不禁风，体质差，易患各种疾病。人瘦故然原因很多，如遗传性、病理性等，但不管什么原因，都会与膳食不当有关系。多数人是由于某些营养缺乏或比例失调而引起过于消瘦。因此，过瘦的人要做饮食营养调理，使之健美。

脂肪是人体细胞中的重要因素，是堆积在人体内以备消耗的燃料，如果脂肪摄入不足，当体内热量不足时，就会消耗体内的蛋白质，所以缺乏脂肪的人就消瘦。因此，消瘦的人就要增加脂肪的摄入量，可多选食动物脂肪，如奶油、肥肉、牛油、猪油、动物肉皮等。

蛋白质是构成人体组织最基本的成分。人体内蛋白质每天都要进行更新，其中一部分分解以后会排出体外，因此要及时不断地进行补充。如果摄取的食物中蛋白质不足，就会引起人体的消瘦。因此，消瘦的人要增加蛋白质食物，如多吃一些鱼、畜肉、动物内脏、禽、蛋、奶，渐渐就会增胖。

糖是人体器官时刻不能缺少的养料。如果食物中糖分供应不足，就会引起消瘦，所以要按需要的热量调整食物结构，增加主食数量，除多食蛋白质外，并可多食含淀粉、糖分高的食物，如五谷类、豆类、根块类植物（如土豆、毛芋头、木薯、红薯、荸荠、菱角等）。多吃蜂蜜和各种水果，这类食物甜味重，可增加糖分，特别是南方水果，如龙眼、荔枝、香蕉、芒果等。

为了刺激食欲，烹调加工时可增加辛辣食品，如辣椒、姜、蒜、葱以及虾、蟹等，可使人多进食。

肥胖者应选对食物

肥胖不一定是病，但如果不能控制，使肥胖不断发展，就会发生肥胖病及有关并发症。控制肥胖，首先是控制饮食，特别是控制糖类及高脂肪食品，并加强运动锻炼减少睡眠时间。当然，也可选择一些具有减肥作用的食品。专家建议肥胖人群应多选用以下食物来减肥消脂。

（1）发菜。发菜可通便利尿，且不含脂肪，因此能防肥轻身，是防止人发胖的理想食品。

（2）山楂。山楂的减肥作用在于化食消积，消化油腻。食入山楂后，能增强酶的作用，促进消化，并能扩张冠状动脉、舒张和软化血管、增加血流量、降低血脂和血压、改善心脏功能，既能减肥，又能防治肥胖易并发的高血压、高血脂症、冠心病。肥胖者吃山楂好处很大。

（3）海带。海带具有软坚散结、消除脂肪的功效。海带中所含的纤维素能清除血脂，防止动脉硬化，并减少动物脂肪在心脏、血管、肠壁上的沉积，对肥胖引起的高血压、心脏病、高血脂、动脉硬化有较好的预防和治疗作用。如果肥胖者1个月吃上2千克左右海带及海藻食品，将大大提升减肥效果。

（4）赤小豆。赤小豆具有利尿、消炎解毒作用，可排除体内多余的水分，因此能减肥轻身。

（5）红薯。红薯含有大量黏液蛋白，这种黏液蛋白能维持人体心血管壁的弹性，阻止动脉硬化的发生，使皮下脂肪减少。因此，多吃红薯可防治肥胖、降低胆固醇含量、预防心血管疾患。又因红薯体积大，饱腹感强，不会造成过食。所以说，红薯是防止发胖和减肥的理想食品。

（6）黄瓜。鲜黄瓜中含有一种叫丙醇二酸的物质，它有抑制糖类转化为脂肪的作用，因此多吃黄瓜有减肥防肥的功效。黄瓜中还含有非常娇嫩的纤维素，能降低血液中胆固醇含量。

（7）薏米。薏米的减肥作用也在于除湿利尿。它可消除体内多余的水分和多余的脂肪，是肥胖者理想的减肥食品。

（8）山药。山药的减肥作用在于减少皮下组织的沉积。山药含有较多的纤维素、胆碱、黏液质等成分。黏液质是多糖蛋白质的混合物，能预防心血管系统的脂肪沉积，保持血管的弹性，防止动脉粥样硬化的过早发生，减少皮下脂肪沉积，避免出现肥胖。肥胖者在控制主食的情况下，可多吃山药，避免增加副食对人体机能造成不良影响，有利于减肥。

（9）魔芋。魔芋含有独特的营养成分——葡萄甘露聚糖，可延缓葡萄糖的吸收，有效地降低餐后血糖，有利于减肥。又因其吸水性强，含热量低，既能增加饱腹感，减轻饥饿感，又能降低体重。

（10）冬瓜。冬瓜的减肥作用在于利水化湿。冬瓜中还含有丙醇二酸，对防止人体发胖，增进形体健美具有重要作用。冬瓜不含脂肪，含钠量也极低，有利尿、排湿的功效。因此是减肥的理想食品。

（11）茶叶。茶叶中含有芳香族化合物，能很好地溶解脂肪，消除腹内脂肪，消除多余脂肪在体内沉积，控制血脂，增强血管壁的弹性。茶叶中含有咖啡因及茶碱，能抑制肾小管的重吸收，排除体内多余的水分，从而减少部分体重。茶叶中尤以绿茶、乌龙茶、砖茶疗效最佳，如每天饮乌龙茶5～6杯，1个月后，体重可降2千克。所以，常饮茶是理想的减肥方法，且能延年益寿。

（12）冻豆腐。冻豆腐是新鲜豆腐冷冻而成，内部组织发生了变化，具有空隙多、弹性好的特点，而且蛋白质、维生素、矿物质破坏较少，营养丰富，产热少，可以吸收人体胃肠道及全身组织的脂肪，有利于脂肪排泄，从而达到减肥目的。

（13）食醋。醋中所含氨基酸可消除体内脂肪，促进糖、蛋白质的新陈代谢。每日饮用15～20毫升醋，1个月内就可减轻体重3～5千克。

（14）黑木耳。黑木耳有润肠通便、滋阴养血、养胃健脾的功效。黑木耳含有丰富纤维素和一种特殊的植物胶质，这两种物质都能促进肠胃蠕动，促使肠道脂肪食物的排泄，减少肠道对食物脂肪的吸收，起到防止肥胖和减肥作用，并能阻止血液中胆固醇沉积和凝结作用，对肥胖并发的动脉硬化、冠心病、高血压有一定防治作用。

中年人宜饮食有度

人到中年，机体开始"滑坡"，出现一系列由盛转衰的生理变化。因此，中年人除应注意日常保健和运动外，更要注意饮食有度和营养平衡。据专家研究，中年人应注意补充下列食物为宜。

（1）菌类。如香菇、蘑菇、木耳、银耳等含有多种氨基酸、30多种酶及丰富的维生素B_1、维生素A、维生素D等，能够提高机体抗病毒、抗血栓形成及防止动脉硬化和抗癌能力。另外，这些菌类食物可助消化，对消化不良、食欲不振者有帮助。

（2）坚果。坚果中的果实，如核桃仁、松子仁含有丰富蛋白质及不饱和脂肪酸、磷脂等，有益于强体、健身及抗动脉硬化，长期服食可延年益寿。

（3）鱼类。鱼肉中含有丰富的氨基酸，可促进人体蛋白质、酶、激素的合成，构成机体活动和调节的物质基础。鱼油中含有较多不饱和脂肪酸，有利于降低血脂，防止或减缓动脉粥样硬化。鱼还含有磷、硒、钙等人体必需矿物质和微量元素，可延缓衰老，防止骨质疏松症发生。因此，中年人要注意多吃鱼或其他水产品（如虾、蟹等）。

（4）豆类。大豆含优质蛋白质达40%以上，并且含有各种人体必需氨基酸，尤其以精氨酸及赖氨酸为多，是人体合成蛋白质的重要原料。大豆还含有丰富的维生素E和大豆皂甙，可防止氧化脂质生成，延缓衰老并降低血胆固醇，防止动脉粥样硬化。大豆中的磷还可补充脑的需要，铁、钙含量丰富，可防止贫血和骨质疏松，这些对中年人来讲都是十分必要的。此外，大豆及豆制品易于被消化，<u>应坚持每日适量补充</u>。

（5）藻类。紫菜、发菜、海带等藻类食物含有胶酸、钾、碘、钙、胡萝卜素和维生素B_1、维生素E、维生素C、芦丁及多种氨基酸，具有软化血管、预防冠心病、脑动脉硬化、肿瘤和痴呆症等作用。藻类食物中的碘可预防碘缺乏症，并有利于代谢和热量的生成。

（6）水果蔬菜。如大枣、刺梨、苹果、香蕉、猕猴桃、柑橘、葡萄等水果均含丰富维生素和有益微量元素，可促进机体免疫功能，改善代谢；又如蔬菜类食品含有丰富维生素、纤维素，有利于消化吸收，维持机体所需。所以，中年人要加强水果、蔬菜的摄入，做到主食节制而辅食增加，以利健康。

女性更年期的饮食调理

女性在更年期会出现性功能、神经功能、心血管功能、消化功能及新陈代谢等多方面的紊乱，产生诸多轻重不同的症状，如头面潮热发红、多汗、忧郁猜疑、焦虑不安、急躁易怒、感情脆弱、食欲减退、阵发性心动过速或过缓、心前压不适、全身乏力、失眠、月经紊乱等。为了减少女性在更年期出现上述症状，在饮食上要进行调理，多吃有利改善更年期症状的食物。

（1）要多吃富含B族维生素的食物，如粗粮（小米、玉米渣、麦片等）、菇类（蘑菇、香菇等），还有瘦肉、牛奶、水果、绿叶菜、绿豆、豌豆、红薯、酸枣、百合、莲子、红果等，可防治和减轻更年期女性出现的植物神经功能失调，防止头痛，改善忧郁焦虑状态。

（2）要多吃健脾胃的食物，如牛羊肉、猪肚、鹌鹑、鲫鱼、大枣、龙眼、莲子、红豆、糯米、山药、白扁豆。此类食物一般常用于做粥，如扁豆山药粥、鲫鱼粥、猪肝粥、橘子萝卜粥，以减少和防治更年期女性出现胃肠功能紊乱、腹泻、腹胀等。

（3）多吃些富含高蛋白、维生素A、维生素C、维生素B_1、叶酸的食物，可避免和减少更年期女性出现月经频繁、经血量多、出血时间延长，防治缺铁性贫血。这些食物有鸡蛋、动物内脏和牛、羊、猪肉以及牛奶、豆类等。这些食物不仅富含人体必需的氨基酸，而且含有维生素A、维生素B_1、维生素B_2等，特别是猪肝含有丰富的铁、维生素B_1和叶酸，对防治贫血有效。另外，要多吃含有铁和铜的绿叶菜和水果，如菠菜、太古菜、西红柿、胡萝卜、橘子、柚子、桃、沙果等，这些食物除所含铁和铜供造血之用外，还含有叶酸、维生素C和维生素A原。叶酸与维生素B_1配合，能增强预防治疗贫血的效果。维生素A原和维生素B_1配合，能刺激铁的吸收和利用，有助纠正贫血现象。

（4）多吃些利尿食物，如小豆、冬瓜、西瓜、黄瓜、鲤鱼等，可减轻水肿现象。

另外，更年期女性要忌食刺激性食物，如辣椒、蒜、酒、浓茶、浓咖啡之类。

男性更年期的饮食调理

男子更年期发病缓慢，许多男子都能逐步适应这种缓慢改变的过程，所以生理方面的变化不像女性更年期那样明显和严重。

但是男子更年期也常会出现一些症状，如有的人常出现神经功能紊乱、头痛、失眠、乏力、情绪不稳等；有的人出现心血管系统功能紊乱，比如阵发性心动过速或过慢、心悸等；有的人出现消化系统功能紊乱，导致食欲减退、便秘、腹泻等。

为了顺利度过更年期，男子除要保持精神愉快外，还要注意饮食调理，以预防和减少疾病的发生和更年期症状的出现。

（1）要多吃一些有助改善神经系统功能和心功能的食物，以安神、镇静、养心，能减轻神经系统和心血管方面的症状。

具有这类作用的食物有猪心、羊肾、山药、核桃仁、大枣、龙眼、桑葚、茯苓、葵花子等。可把这些食物做成饭食，如核桃仁粥、茯苓饼、糖渍龙眼等。

（2）多吃一些改善和增加性腺功能的食物，因为性腺功能改善后，可以从根本上减轻更年期出现的各种症状。

具有这类作用的食物有海参、鱼肚、泥鳅、虾、海菜、羊肉、羊肾、麻雀、韭菜、核桃、芝麻、动物内脏等。这些食物可煮、可入菜、可单独用，也可以几种配合起来用。

（3）多吃一些粗粮、薯类、豆类及各种新鲜蔬菜和水果，以保证无机盐、维生素、微量元素的充足供应。

老人宜吃抗衰老食物

衰老是不可抗拒的，人自60岁以后，就进入衰老期，其代谢活动和各个系统与器官都发生相应的衰老变化。

老年，食补为先。老年人经受了几十年的人生坎坷，饥饱劳碌，五脏六腑的功能逐渐衰弱，尤其是肾气和肾精处于弱退之势，这就需要通过补养脾胃，以后天水谷的精气填补先天肾气和精气的亏虚，并用以滋养机体各脏腑，增强各器官的功能，达到益寿延年的目的。这一时期尤要考虑老人消化功能减弱的特点，重视脾胃的调养、宜忌，总的饮食要求是营养丰富、全面、质精而量不宜多。只有在日常生活中注意营养，才能打造老年人的黄金免疫力。经过多年实践证明，以下食物可延缓人的衰老。

（1）大豆。大豆营养丰富，含有人体必需的八种氨基酸，俗有"植物肉"之称。大豆所含的磷脂，多以卵磷脂的形式存在，具有乳化脂肪、降低血中胆固醇含量、预防和治疗动脉硬化的功效。多吃豆类又可防治肥胖，增强耐久力，是对高血压和冠心病患者有益的食品。

（2）牛奶。牛奶营养价值很高，富含蛋白质及人体所必需的各种营养素，如脂肪、碳水化合物、维生素和丰富的钙、磷脂，是老年人的最佳保健食品。另外，牛奶能增强人体抵抗力，有助于防治某些疾病，是一种延年益寿的好食品。

（3）花生。花生被誉为"长生果"。因为它含有丰富的儿茶素，能抗人体细胞的衰老，起到延年益寿的作用。花生的营养含量丰富，其中蛋白质含量高达30%，相当于小米的2倍、大米的3倍，并可与动物高蛋白食物相媲美，如鸡蛋、牛奶、肉类等。花生中的蛋白质营养价值高且比例适当，易被人体消化吸收。花生还含有人体必需的多种氨基酸、不饱和脂肪酸、维生素A、维生素B、维生素E以及钙、铁等20多种矿物质和微量元素。常吃花生米能起到滋补、养生、防病、健体的作用。吃花生不宜去红皮，红皮对人体有益。

（4）芝麻。芝麻含有丰富的延缓衰老成分，如亚油酸、棕榈酸、花生四稀酸等不饱和脂肪酸，能降脂，并防治动脉硬化。它还富含天然抗衰老成分维生素E。常吃芝麻可推迟人体细胞衰老过程，同时滋养血液，促进肌肉的更新而抗衰老。

（5）海带。海带也被誉为是"长寿菜"。其蛋白质、碳水化合物、钙、铁、碘的含量都很高，维生素含量也很丰富。日本专家将海带的食疗效应总结为：防癌抗癌；降低血压；预防动脉硬化；防止血液凝固；促进排泄，预防便秘；防治甲状腺肿；维持体内钾、钠平衡，有益心脏；减肥、强骨、补血。因此，人特别是老年人要多吃、常吃海带。

（6）核桃。核桃被称为"长寿果"，它含有人体必需蛋白质、脂肪、钙、磷、铁及微量元素锌、锰、铬等营养成分，对人的心脏、血管健康有益。核桃中含有较多的不饱和脂肪酸，可降低胆固醇，防止动脉硬化。其所含的磷脂是人体细胞结构中的主要成分之一。每天吃核桃3~5个，可起到滋补保健作用。

（7）紫菜。紫菜含丰富的蛋白质、维生素、胆碱及多种氨基酸，容易吸收，而且还富含维生素A和维生素C。紫菜还有降低胆固醇的作用，对预防动脉硬化、预防机体老化都很有效。与紫菜相似的其他海藻类食品，也有抗衰老作用。

（8）蜂蜜。蜂蜜不仅含有多种氨基酸、维生素，还含有抗生素，有杀菌防腐作用。蜂蜜可使血管扩张，降低血压，对高血压、冠心病患者有益。蜂蜜中所含矿物质钾能促进细胞代谢，维持心肌正常功能；钙能强筋健骨；铁、铜有利于增补血液，具有健脑功能。《神农本草经》载："蜂蜜久服，强志轻身，不疾不老。"因此，常食蜂蜜，可促进人体新陈代谢，增强机体活力，增加血液循环，防止动脉硬化，延缓组织衰老。服用蜂蜜可用40℃~50℃温水冲服，切不可用开水冲服或煮沸后食用，以免破坏营养成分，而且每次服量不可过多。

（9）香菇。香菇中含有蛋白质、脂肪、维生素B_1以及烟酸、钙、磷、铁等，还含有30多种酶和18种氨基酸。香菇中的嘌呤具有降低胆固醇和降低血压的作用，常吃有利于防治心血管疾病。蘑菇也能提高人的免疫力，有镇静抗惊、降低血压、治消化不良等功能。蘑菇中还含有一种特殊蛋白质——蘑菇核糖核酸，它能抑制病毒不合成。所以多吃香菇和其他蘑菇，不仅可以抵抗疾病，而且还能防癌，是极好的抗衰保健食品。

（10）大蒜。大蒜的长寿作用是具有很强的抗菌力，以及清除人体活性氧自由基，利于益寿延年。大蒜含有丰富的蒜素和大蒜辣素，有特别强的杀菌作用，它的功能是暖脾胃，行滞气，解毒、杀虫，能解除胃肠道及全身的许多有害病菌。

（11）蜂王浆。蜂王浆中含有促进发育的有效成分，以及葡萄糖、无机盐、酶、有机酸、蛋白质、花粉粒等；经常服用可改善血液循环，增强机体抵抗力，刺激生殖能力，促进体内氧的交换和细胞新陈代谢，并可增强造血功能，修复组织，增殖细胞和调解神经、血压、血糖等。老年人服用蜂王浆可增加生命力，延长寿命。

老人饮食习惯遵照"3＋3"原则

美国一项最新研究报告显示，零食可帮助65岁以上老人获得足够的热量。2000名受访者通常每天平均吃2～5次零食，每次可摄入150千卡热量，而且吃零食并不会影响老人的食欲。

零食可不是小朋友或年轻人的专利，老年人适当地吃些零食，对热量的补充和营养平衡也是很有好处的。

专家建议，老年人每天除了三顿正餐外，还要有三顿加餐，一些小零食作为加餐最合适不过了。

老年人吃零食要吃得科学，65岁以上老人早餐后2~3小时，约上午10时吃一次零食，可以选择维生素含量高的苹果、香蕉、橘子、猕猴桃、西瓜等新鲜水果。

午饭后小憩一会儿，等到下午3点左右应吃点种子类的零食，如葵花子、花生、核桃仁、松子等。不过，种子类的零食虽然能够提供丰富的蛋白质、脂肪及多种微量元素，但唯一的缺点就是热量太高，因此不宜吃得过多。瓜子、花生、松子限制在10粒左右，核桃仁两个就足够了。

年轻人保持身材不主张睡前进食，但老年人在睡前稍吃些零食对身体有益，一小杯125毫升的酸奶加2片饼干，不仅能帮助老人更快入眠，还可以达到补钙、预防胆结石的功效。

人过中年以后的进食方式就应该像"羊吃草"那样，饿了就吃点，每次吃不多，胃肠总保持不饥不饱的状态。每天饮食遵照"3+3"原则，做到三顿正餐和三顿加餐，营养就能均衡了。

专家特别提醒，对于肥胖或有糖尿病的老年人来说，最好不要食用含糖量较高的各种糖类和巧克力。

中老年人宜注意节食

俗话说，"有钱难买老来瘦"，意思是人老了身体瘦一些对健康有益。这与老年人机体器官功能下降有关。老年人在保证充足蛋白质和维生素需要的前提下，适当节制饮食，限制热量的摄取，就会使体重减轻变瘦，同时各器官的负担也会减轻，相对免疫力则会加强，这就可以延缓衰老，使寿命延长。老年人需节制饮食主要从以下两点考虑。

（1）年龄的增长，新陈代谢逐渐降低，热能需要量减少。根据器官代谢功能降低以及热量需要的减少，老年人每日摄入的含热能的食物也应相对减少，以免出现脂肪蓄积。

有人提出，老年人进食达到七八分饱即可。这种节食标准，既能满足人体生理需要，又可不出现脂肪蓄积，有利延缓衰老，保证身体健康长寿。如果吃得过饱，摄入热量过剩，就会以脂肪的形式贮存体内，女性会堆积在腰部、臀部以及大腿处，体形会变得难看。男人会出现大肚皮。这还不算，脂肪还会蓄积在心脏、肝脏、肺部和血管壁上，不但影响心肺功能，还会并发高血压、冠心病、动脉粥样硬化、胰腺炎、胆囊炎、脂肪肝、糖尿病等疾病。

（2）老年人的机体结构发生变化。研究表明，60岁的人，其脑、肝、肾的重量只有20岁时的70%～80%，60岁人的肌肉也比25岁时减少5000～7000克。减少的重量多由脂肪来补充，比如

20岁的人脂肪平均重量14千克，而到65岁时为20千克，到88岁时22千克。我们主张老年人适量节食，主要是为了减少脂肪随年龄增长而增加的这一部分。

人在老年时，适当减少皮下脂肪的蓄积，也可减轻各器官的负担，防止各器官、肌肉的衰老。减少皮下脂肪的蓄积，就必须增加含蛋白质的食物，少食肥肉和含糖高的食物。

所以，老年人节食应是卫生保健中的一项大事。适当节食可以防止身体发胖，减轻各器官负担，预防各种疾病，有利于饮食卫生、健康和长寿。

电脑族的营养选择

对于操作电脑的人来说，饮食营养更为重要，除了正常的饮食习惯和食物摄入外，更要增加各类营养物质的摄取。

这里为电脑族开一剂营养良方，让你在轻松的工作中和饮食中，获得更多的营养。

1. 维生素A

维生素A和视力有着直接的关系，是和视网膜相关的营养素。近距离、长时间地看电视、电脑屏幕，会消耗大量的维生素A。

食物推荐：动物肝脏、河鳗、胡萝卜等黄绿色蔬菜及甘薯（红）、芒果、蛋、鱼肝油等。

2. B族维生素

B族维生素，尤其是其中的维生素B_1、维生素B_2、维生素B_{12}

与视神经的健康和保护角膜有关系。电脑族由于工作压力大，饮食中的B族维生素摄取不足，导致缺乏B族维生素的情况很普遍。

食物推荐：主食尽可能吃糙米、胚芽米、全麦面包等全谷类食物，多吃动物肝脏、酵母、酸醋、豆类、牛奶、瘦肉、绿叶蔬菜等。

3. 抗自由基物质

自由基会对眼球和视网膜造成伤害，电离产生的电磁波会使体内产生自由基，有助于消除自由基的营养素，如维生素C、维生素E、维生素B_2及矿物质中的硒，对于护眼和防止电磁波辐射是非常重要的。

食物推荐：维生素C富含于蔬菜、橘子、芒果、木瓜等新鲜水果及果汁中。维生素E富含于全谷类、植物油、绿叶蔬菜、甘薯、豆制品、蛋类食物中。硒在海产类食物中的含量较高，此外，肝肾及其他肉类中也有。

4. 有益于视力的矿物质

电脑族们还应注意摄取矿物质中的钙、锌等成分，以防止眼球的弹性近视。

食物推荐：乳品是最好的钙质来源，锌则存在于海产品、肝脏、蛋黄、乳品等食物中。

5. 有害的食物

有些食物如汽水、可乐、酒、零食、垃圾食物及过度加工食物、西式快餐等是电脑族们经常吃的东西。其实，这些食物的摄取对身体本身而言，就是一种无形的"压力"，它们会增加以上所说的营养素的消耗，因此不宜常吃。

过劳族的营养补充

你是否有这种现象：原来健康的身体忽然开始一而再、再而三地出现不明原因的疲劳。即使经过了充分休息，仍然会感觉倦怠、疲乏。每天早晨都是睡不醒，常常拖着疲惫的身子去上班，依赖咖啡提神，强迫自己振作精神。不知为什么，总是觉得有些力不从心，发自内心的"累"。上班族怎么样抵抗疲劳呢？上班劳累通过饮食调理就可以解决。

1. 饮食平衡是关键

平衡的饮食肯定是多样化的，这样才可以避免营养不良引起的身体虚弱。

以下规则需要遵守：每餐一个水果；每天两次蔬菜；食用含有淀粉的食物，但不要过量；每天一次肉、鱼或者蛋；每餐都要摄入奶制品。

2. 适当补充糖分和碳水化合物

作为最基本的营养成分，糖分和碳水化合物是体能的主要来源。人们所有器官的运行，尤其是大脑，都需要消耗糖分。每天50%~55%的体能补充都要依靠糖分。

最为有利的是复合糖，因为它不会很快被身体消耗，可以长时间补充能量。以下食品都含有丰富的复合糖：面点、米饭、面包、干菜等。不过，没有必要每餐都食用，一天一次就足够了。

过劳族还应常备一些饼干，以随时补充能量。

饼干的主要成分是小麦，饼干提供的能量来自其碳水化合物的含量。早餐可食用普通饼干、黄油饼干或是专用于早餐的饼干，来提供能量以保证人们一直到午饭时都精力充沛。如果再吃一个水果、一个鸡蛋、喝一杯牛奶，就是一个完整而且能量充足的早餐，保证您一上午都精力充沛。在下午可以吃几块饼干和喝一杯饮料，使人们以饱满的工作热情一直持续到下班。

3. 别忘了维生素C

维生素C的抗疲劳功效是众所周知的，此外，它还有助于增强免疫功能。猕猴桃、柑橘类水果以及红色水果、色彩鲜艳的蔬菜都含有大量的维生素C。

大脑正常工作需要多种维生素和矿物质参与。B族维生素和维生素C对于维持人体的智力和体力尤为重要。叶酸是人体生长发育以及神经系统运行所不可缺少的维生素，有利于提高学习能力和记忆力。绿色带叶蔬菜、甜瓜和草莓中叶酸的含量最高。维生素C有助于保持认识活动的有效进行。维生素C含量多的蔬菜和水果有番石榴、香芹、甜椒、猕猴桃、草莓和橙子等。所以人们应保证每天吃1～2个水果及500克的蔬菜。

4. 铁的吸收不容忽视

许多女性都不喜欢吃红肉，然而，红肉所含的铁是红细胞的基本成分，可以保证向身体的所有器官供氧。缺铁会导致贫血，表现为极度疲乏。铁的最好来源是血肠、肝、红肉类、乳鸽、贻贝等。

5. 干果是能量补充剂

在进行体力和脑力活动之后，可以嚼一些干果或果干等，能快速补充体力。所以应常在书包里放一些杏干、杏仁或榛子等，以备不时之需。

6. 牛奶很重要

每餐最好至少要食用一种乳制品。牛奶可以提供丰富的钙，而钙则是强健骨骼的重要元素。

失眠的时候，可喝一杯温热的牛奶。它的色氨酸可以促使形成5-羟基色胺，这种物质可以协助大脑调解睡眠。

吸烟者的饮食保健

烟草最早的享用者是美洲印第安人中的巫师，印第安人发明的吸食烟草之所以迅速传播到世界各地，是由于最初人们认为它有一定的药用功能。

随着科学的进步，特别是医学研究不断深入，人们更加认识到了吸烟的危害，越来越多的疾病被证实与吸烟有直接或间接的关系。近年来，医药科技人员对其毒性及其解毒方法进行了大量的研究，发现食品中有多种氨基酸具有中和尼古丁毒性的作用，如果调配得当，对于那些一时无法戒烟的"瘾君子"，可以作为一种权宜之计。

吸烟者应多食以下几类食品。

1. 富含组氨酸、阿斯巴酸、干酪素的食品

氨基酸的组氨酸、阿斯巴酸、干酪素有降解尼古丁毒性的作用。当人吸烟之后，食用含有这些成分的食品，就可吸附位于

喉、食管、胃肠道的尼古丁，并与苯并芘、亚硝胺等致癌物质相结合，改变这些有害物质的结构，使毒性降低。在100克牛奶中含组氨酸约311毫克，100克花生粉中含阿斯巴酸8.2毫克，足以中和一支香烟所含的尼古丁。豆浆、面食、淡水鱼、牛肉、兔肉、瘦猪肉、动物内脏、鸡蛋清、芝麻等食品中都含有丰富的干酪素，具有减轻尼古丁毒性的作用。

2. 多食有色果蔬

胡萝卜素可以迅速降解血液中尼古丁的含量。胡萝卜素普遍存在于有色水果和蔬菜中，尤以绿色和黄色果菜中含量最为丰富，如胡萝卜、番茄、菠菜、南瓜、芹菜、韭菜、芥菜等。不过在食用时必须与有油脂的食物一起食用，如油炒、油炸，或同肉丝、肉片炒成荤菜，或用较多的香油凉拌。这样才能使更多的胡萝卜素被吸收和利用。每天抽1支烟会消耗大约25克维生素C，皮肤容易出现皱纹或开始老化、长雀斑、头发枯黄等，因此每天抽1包烟以上者，同时应服用500毫克的维生素C。多吃蔬菜、水果也能补充部分维生素C，如柑橘类水果、椒类、甜瓜和草莓等。

3. 多食鱼类

吸烟者是肺病（尤其是肺癌）的高危人群，其患肺癌的可能性是非吸烟者的20倍以上。而食用鱼类越多，患肺病的可能性越小，尤其是深海鱼类效果更明显。每周吃鱼4次以上者，发生慢性阻塞性肺病的可能性会减少一半，支气管炎发病率可降低1/3。

4. 多饮茶

茶叶营养丰富，能保护人体多种器官不发生癌变。日本人吸烟比例比美国人多1倍，但患肺癌死亡率只是美国人的一半，主要原因是日本人每天都喝茶。

应酬族的营养补充

每当节假日来临，各种各样的饭局不断，应酬族饭局那更是一个接一个。饭局大多以荤菜为主，喝酒更是难以避免的。下面为应酬族们支几招，让你的聚会既有气氛又吃得营养。

招数1：赴宴之前饼干垫底

赴宴前最好先吃些苏打饼干、土司，甚至用水果来垫底。一来可以增加饱足感，二来可避免在筵席中摄取过多的肉类与油脂。

招数2：盘饰青菜多多进食

筵席中往往缺少蔬菜类，建议不妨多吃盘饰中的青菜或水果，以补充纤维与维生素的不足。素荤比应控制在3∶1至4∶1，这样即使脂肪吃多了，也能随蔬菜中的膳食纤维排出体外。

招数3：汤汁鱼肉少量摄取

如果希望在餐桌上减少油脂的摄取，建议少吃油炸的菜肴，或者将裹粉及肉类的外皮去除，而汤汁、浓汤和菜汁尽可能也少喝。

此外，避免摄取过多的蛋白质与胆固醇。鸡、鸭、肉等动物性食物要避免过量，否则人体呈酸性体质，容易疲劳。螃蟹、鳗鱼、虾等海鲜，胆固醇含量较高，最好不要过量食用。尤其在吃自助餐时，应当少吃此类食物。切忌吃得过饱，以免导致胃肠道、肝脏的负担加重。饮食顺序应为：汤、蔬菜、主食、海鲜、肉等。

招数4：酒加冰块降低浓度

在用餐当中，饮料也是必要的。怕胖的人，建议最好选择矿泉水或无糖的乌龙茶，若要喝酒助兴的话，就多加一些冰块，以降低酒精的摄取量。

饮酒要限量，少许酒可促进胃液分泌，有助消化，促进血液循环。选择红葡萄酒最为适宜。劝酒、嗜酒和醉酒都不利于健康。另外，最后一定要吃一点米饭。

招数5：饭后不要马上吃水果

饭后马上吃水果不利于身体健康，这是因为食物进入胃以后，需要1～2小时的消化时间，才能缓慢排出。如果在饭后立即吃水果，就会被先吃的食物阻滞在胃内，水果中的果糖不能及时进入肠道，以至在胃中发酵，产生有机酸，引起腹胀和腹泻。长期如此，就会导致消化功能紊乱而致病变。

在此，需要提醒大家注意的是，在外出赴宴回到家后，饮食一定要保持清淡，以素食为主，少油少盐，更要优先补充宴席上所缺乏的蔬菜、水果、杂粮、豆制品等，以保持整体的饮食平衡。另外，如果是晚上赴宴，无法及时改变饮食，那么饭后建议出去散步40分钟以上，第二天再从饮食上加以调整。